Il Dono che Guarisce

Storie di speranza, rinascita e trasformazione attraverso la donazione di organi e tessuti

Reg Green

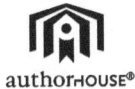

authorHOUSE®

AuthorHouse™
1663 Liberty Drive
Bloomington, IN 47403
www.authorhouse.com
Phone: 1-800-839-8640

First published by AuthorHouse 9/09/2009

ISBN: 978-1-4490-1990-7 (sc)

Printed in the United States of America
Bloomington, Indiana

This book is printed on acid-free paper.

Traduzione di Andrea Scarabelli.

Edizione Agosto 2009

"Reg Green ha un'intensa storia personale che concerne l'agonia e l'estasi presenti nel mondo dei trapianti d'organo. Ma la forza de 'Il dono che guarisce: Storie di Speranza, Rinascita e Trasformazione Attraverso la Donazione di Organi e Tessuti', è che Green ci presenta una moltitudine di ritratti – ricordando ai lettori che il bisogno è grande, la scelta coscienziosa, la ricompensa inestimabile. Il libro parla di persone comuni ed il loro confrontarsi alla confluenza della vita e della morte – un risultato notevole."

-- James Hill, managing editor, The Washington Post Writers Group.

"Quando il figlio di Reg Green fu ucciso, ci si sarebbe potuti aspettare che si ritraesse nel dolore: un uomo amareggiato, sminuito, condannato ad una vita tormentata dal bambino che non c'era più. Invece, ha lavorato instancabilmente per promuovere la donazione degli organi. Questo è un libro su coloro che hanno ricevuto e dato il dono della vita e c'è una luce dorata in esso. Green è esperto con le parole ed ha la capacità del giornalista di rendere avvincente una storia. Il libro è una celebrazione della vita; della modestia; della speranza; di un bambino e dell'impegno di suo padre."

-- Llewellyn King, editorialista e presentatore televisivo.

"Questi sono i volti dietro la donazione degli organi: famiglie devastate che, invece di ritrarsi nell'amarezza e nella disperazione, trovano la compassione di aiutare altri che ne hanno un bisogno disperato, e trapiantati d'organo che erano una volta alla porta della morte e che ora corrono maratone, mettono su famiglia e riprendono la loro carriera. Le loro storie sono affascinanti."

-- Robert Kiener, Reader's Digest.

"Reg Green conosce probabilmente più di chiunque altro al mondo il ricco, commovente e straordinario mondo della donazione degli organi. E' anche un ottimo, attento giornalista e questa combinazione rende questo lavoro una raccolta avvincente e che è di ispirazione."

-- Stephanie Salter, editorialista.

Introduzione all'Edizione Italiana

Il giorno del 1994, in cui mio figlio Nicholas, di sette anni, morì, dopo essere stato colpito da un proiettile durante un tentativo di rapina finito male sull'autostrada Salerno-Reggio Calabria, sapevo che non sarei riuscito ad essere di nuovo realmente felice. Non siamo una famiglia triste, ridiamo molto e, avendo dei figli vivaci, la nostra casa non è mai monotona.

Ma sapevo che, ovunque fossi andato, il pensiero che una vita radiosa era stata soffocata avrebbe influenzato tutto il mio modo di vedere le cose. Pensavo a quei libri che non avrebbe mai letto, a tutti quegli amici che non avrebbe avuto, ad una moglie e dei figli, a tutti quei tramonti, le montagne ed i cieli stellati.

Tutto ciò è vero ancora oggi: la vita ha perso un ingrediente essenziale. Ma quello che non avrei mai immaginato è stata l'esplosione di emozioni nella gente in Italia quando mia moglie Maggie ed io donammo i suoi organi a sette Italiani, quattro dei quali ancora adolescenti. Sembrava che ogni tipo di persona – giovani, anziani, del nord, del sud, ricchi, poveri, fedeli praticanti e non credenti, soldati e pacifisti, membri di ogni partito politico – volesse confortarci. Quando il Presidente della Repubblica ed il Presidente del Consiglio ci invitarono ad incontrarli, ci parlarono gentilmente ed informalmente, come amici di famiglia più che come leader di una Nazione.

Tutta quella solidarietà ci sostenne. Quando un giornalista poco dopo la sparatoria ci chiese "Non odiate l'Italia?", potei rispondere in perfetta sincerità: "Non ho mai amato l'Italia tanto quanto ora".

Anche Nicholas amava l'Italia – la sua storia vivace ed eroica, la sua esuberanza e l'affetto spontaneo per i bambini – e nonostante la sua giovane età ne aveva vista molta. Aveva sguazzato nel Lago Maggiore, camminato lungo le scogliere di Portofino, era rimasto incantato dalla Torre di Pisa, dai mosaici di Ravenna ed i templi di Paestum, aveva immaginato l'urlo della folla nell'Arena di Verona, era costantemente contagiato dalla magia di Venezia, eccitato a Roma dalle strade antiche che una volta si estendevano fino ai confini del mondo conosciuto – e molto altro.

Negli anni, l'Italia ha ripagato quell'amore in modi innumerevoli e profondamente sentiti, come la scuola in Sicilia che ha installato due orologi, uno regolato sull'ora locale, l'altro sul fuso orario della California, cosicché i suoi studenti si ricordino sempre di quel piccolo bambino Americano, o il poliziotto gentile che, vivendo non lontano da dove Nicholas fu ucciso, trascorse mesi ad organizzare un torneo di calcio in suo nome, od il proprietario di un piccolo panificio i cui tre operatori indossavano un grembiule con la scritta 'Grazie Nicholas' ricamata attentamente sopra, o la famiglia che, quando gli dicemmo che c'era giunta notizia di un 'Ponte Nicholas Green' a Genova, vi si recò in una gelida, ventosa giornata di pioggia per scattare alcune foto così da potercele mandare immediatamente.

Dal confine Svizzero fino alla costa meridionale della Sicilia, dediti gruppi come l'Aido, hanno dato vita a manifestazioni ed eventi speciali per incoraggiare la donazione degli organi ed a molti di essi ha preso parte l'intera cittadina.

Più di un centinaio di famiglie e gruppi Italiani hanno mandato delle campane per il monumento commemorativo che abbiamo eretto a Bodega Bay, dove vivevamo, e Papa Giovanni Paolo II inviò una stupenda campana per la parte centrale con il nome di Nicholas e quelli dei sette riceventi su di essa. Penso a quel campanile come ad un piccolo pezzo di anima dell'Italia nei pressi dell'Oceano Pacifico.

Abbiamo ricevuto letteralmente migliaia di e-mail, lettere e telefonate – e poesie, componimenti, sculture, dipinti, disegni, busti e musica che va da sonate per pianoforte a opere complete per coro ed orchestra. Le strade, i parchi e le scuole che gli sono state intitolate sono normalmente tra le più grandi, le più belle o le più prominenti di quella zona. Cinque milioni di Italiani hanno visto in televisione 'Il Dono di Nicholas' con Jamie Lee Curtis. Ad oggi raramente incontro un Italiano sopra i 30 anni che non abbia sentito parlare di lui ed anche ora molto spesso i loro occhi si riempiono di lacrime al solo menzionarlo.

Affiancata dai volontari e dai professionisti del settore sanitario, questa generosa e sentita reazione – che dubito sarebbe stata analoga in qualunque altro Paese al mondo – è stata il fattore chiave nel far scaturire un eccezionale cambiamento nell'attitudine della Nazione verso i trapianti: i tassi di donazione degli organi sono più che quadruplicati da come erano prima della morte di Nicholas. Nessun altro Paese è andato neanche vicino a questo tasso di crescita.

Ho raccontato questa storia in un altro libro che ho scritto, anch'esso intitolato 'Il Dono di Nicholas' nella versione Italiana. Questo libro ha un tema differente: parla di persone in ogni stadio del processo di un trapianto. Quasi tutti sono Americani, ma le emozioni dei genitori che devono decidere cosa fare quando un loro figlio muore o l'ansia di qualcuno in lista d'attesa che è tormentato in ogni istante dalla paura che il cuore o il fegato che potrebbe salvarlo potrebbe non arrivare in tempo, sono esattamente le stesse di qualsiasi persona ovunque essa sia. Così è anche per il sentimento di rinascita, come l'uomo in questo libro che non riusciva a fare una rampa di scale a causa dei polmoni gravemente danneggiati, e che dopo il trapianto ha corso per le rampe di un grattacielo. Se le loro storie vi colpiscono e volete aiutare persone simili che si trovano nelle lunghe liste d'attesa in Italia, registratevi come donatori d'organo.

Reg Green

Luglio 2009

Indice

Prefazione

Quasi mezzo milione di persone negli Stati Uniti ha ricevuto il trapianto di un organo. Milioni ne hanno avuto uno dei tessuti: pelle, ossa, cornee, valvole cardiache, tendini. E sebbene il trapianto sia ormai una procedura di routine in centinaia di ospedali in tutto il mondo, l'opinione pubblica tratta ancora questa materia come se fosse nella fase pioneristica della medicina. Poche persone pensano al trapianto finché non ne sono personalmente coinvolte.

La cosa che fa riflettere è che ognuno di noi potrebbe aver bisogno di un nuovo organo o di un tessuto, e virtualmente ognuno di noi potrebbe essere un donatore.

Molte persone in questo libro sono uomini, donne e bambini normali cui, un giorno, è stato detto che a meno che qualcuno non avesse donato loro un nuovo cuore, un rene, polmone, fegato o pancreas, non avrebbero potuto attendersi di vivere a lungo. In quel momento, si sono resi conto, forse per la prima volta, che qualcuno sarebbe dovuto morire per donare l'organo di cui avevano bisogno.

Alcuni di loro erano stati malati per tutta la vita, senza conoscere un giorno normale, entrando ed uscendo dagli ospedali e consapevoli che la fine sarebbe potuta arrivare in qualsiasi momento. Altri, inclusi atleti di primo piano, erano apparentemente in perfetta salute prima di essere colpiti senza preavviso da un virus.

Altri avevano la propria vita, se non minacciata, quantomeno miseramente limitata o con dolori cronici: cecità, ampie e dolorose bruciature, ossa piegate, incapaci di camminare o sollevare i propri bambini.

Nel loro mondo, il trapianto viene come ultima risorsa, alcuni direbbero un miracolo. Per molti è l'unica cura. E grazie al rapido avanzamento della scienza medica, sempre più persone riescono a beneficiarne – persone più gravi, anziani e individui con problemi molto complessi.

E' la più egalitaria delle cure, sovrastando le normali barriere sociali. Uomini bianchi camminano con il cuore di persone di colore e viceversa. Asiatici respirano con polmoni di persone ispaniche e viceversa. E… posso dirlo?…Persone di sinistra vedono il mondo attraverso cornee di persone di destra e viceversa.

Il trapianto non è una panacea per tutti i mali. Come per ogni procedura chirurgica sono possibili complicazioni di ogni sorta. Le potenti medicine che i riceventi devono prendere per non avere il rigetto dell'organo possono avere seri effetti collaterali ed i pazienti, che erano abbastanza malati da scalare la lista d'attesa per un trapianto, sviluppano altre malattie che minano la loro salute, incuranti degli effetti rigeneranti del nuovo organo.

Ma persino così, i risultati sono impressionanti. Per quante volte accada, un organo inerte, che è stato prelevato da qualcuno già morto, e che improvvisamente entra in funzione in un altro corpo morente, appare ancora avere, alla maggior parte di noi, più in comune con la "science fiction" che con la medicina ortodossa.

I tassi di successo sono generalmente cresciuti progressivamente di anno in anno e considerevolmente nei decenni. I risultati variano ampiamente e dipendono dal tipo di organo e, per fare un esempio, circa il 95% dei pazienti che hanno avuto un trapianto di rene è vivo dopo un anno, l'80% dopo cinque anni e il 60% dopo dieci anni. Circa il 90% dei trapiantati di cuore è vivo ad un anno dall'operazione, il 75% dopo cinque anni e il 55% dopo dieci anni. Per i pazienti che hanno ricevuto un polmone, i dati dicono 85%, 50% e 25%.

Considerando che tutti questi pazienti erano malati terminali, che molti erano vicini alla morte all'epoca dell'operazione e che, negli anni, una parte di loro può morire per cause non correlate, quanto i trapianti abbiano avuto successo è evidente senza che sia necessario spiegarlo oltre.

Le liste d'attesa sono il più ovvio indicatore della strada che deve essere ancora percorsa. Le persone su queste liste vivono in perpetuo sull'orlo del baratro, sempre consci di una "gara" in cui "il vincitore prende tutto," in bilico tra una devastante malattia ed una cura su cui non hanno alcun controllo. Ogni giorno, diciotto di loro muoiono. Quasi centomila persone erano in attesa di un organo negli Stati Uniti nell'autunno del 2007, paragonati ai meno di ventimila, vent'anni prima.

Ma persino così, viste da un'altra angolazione, queste liste sempre più lunghe rappresentano una misura del progresso della medicina dei trapianti.

Come le tecniche hanno avuto un'evoluzione, così la richiesta per tale procedura è schizzata verso l'alto, trasformandosi in poche decadi da terapia sperimentale a comune.

Il fattore limitante continua ad essere la mancanza di organi donati.

Quando tutto va bene, pazienti che non potevano camminare in una stanza senza fermarsi per riprendere fiato, escono dall'ospedale in pochi giorni, tornano a lavoro poco dopo e cominciano nuovamente a praticare sport. Atleti tornano a competere alle Olimpiadi, vincono campionati NBA.

Generalmente le loro vite cambiano. Sono rivitalizzati, accettano sfide per le quali non avevano prima energia, hanno figli che precedentemente non erano neanche una possibilità, scalano montagne, prendono la laurea e viaggiano in posti lontani. Traggono piacere persino dalle routine di ogni giorno –shopping, guidare la macchina fino al lavoro, rimanere un po' da soli senza preoccuparsi di nulla.

Come le storie di questo libro mostrano, queste persone vengono da differenti percorsi di vita e strati sociali, caratteri e filosofie. Alcuni sono profondamente religiosi, vedono la mano di Dio nella loro vicenda; alcuni sono credenti intermittenti, alcuni convinti non credenti – insomma, uno spaccato della società.

Una caratteristica comune, comunque, li avvicina. Scrivo questo libro perché mio figlio di sette anni, Nicholas, fu ucciso da un colpo di pistola durante una tentata rapina, mentre eravamo in vacanza in Italia. Un giornalista che intervistò i sette riceventi dei suoi organi ci disse: "Sono tutti molto grati a sua moglie ed a lei e vi pensano tutti i giorni. E parlano di Nicholas in termini che posso descrivere solamente come riverenza."

Così è con tutti coloro che ricevono un organo nel mondo: tengono la foto del loro donatore nel portafoglio, mandano fiori alle famiglie ai compleanni, accendono candele e sono determinati ad essere meritevoli del dono che hanno ricevuto.

Le altre persone rappresentate in questo libro sono coloro che li hanno salvati. La maggior parte dei donatori non incontra mai i destinatari e mai lo farà. Sono morti, e nel morire, le loro famiglie spesso accogliendo quello che i loro cari avevano detto loro, acconsentono a fare il dono senza aver conoscenza di coloro cui potrebbe andare.

Le famiglie dei donatori sono diverse come lo sono i riceventi. Alcune avevano a malapena sentito parlare dei trapianti fino a che improvvisamente si sono scontrate con la morte di uno dei loro membri. Altre ne avevano parlato liberamente. Alcune hanno deciso nell'agonia della morte. Per altre era così ovvio che non hanno neanche dovuto discuterne. Ma tutte, nel momento in cui erano più vulnerabili, invece di rinchiudersi in amarezza e disperazione, hanno messo da parte il loro dolore abbastanza a lungo per aiutare persone che potevano solo immaginare esistessero.

Alcuni donatori non sono morti. Ad oggi, un numero sempre crescente di donatori è composto da persone viventi che sopportano un'operazione complessa e completamente non necessaria, per dare un rene, o meno spesso, una parte del fegato o del polmone, per aiutare qualcuno che ne ha bisogno. La maggior parte delle volte quel qualcuno è un parente stretto e guardano a questa operazione come ad un privilegio. Ma a volte si tratta di una relazione casuale o anche di un perfetto sconosciuto. Quando viene chiesto perché mettono la loro salute a rischio, scrollano le spalle e dicono semplicemente: "Ne avevano bisogno più di quanto ne avessi io."

Nonostante tutte queste differenze, la forza del trapianto ha prodotto un responso tanto uniformemente prominente quanto quello dei riceventi. Tra tutte le centinaia di famiglie di donatori che ho incontrato, posso a malapena ricordarmi di una che si è rammaricata della decisione. Quasi tutte dicono che è stata una cosa positiva per venir fuori da un periodo terribile.

Sono quelli che non hanno donato che spesso si rammaricano. Agli incontri sulla donazione degli organi, alcune persone si alzano, lacrime agli occhi, per dire "vorrei averlo fatto". Cinque, dieci, a volte venti anni prima, un familiare era stato in morte cerebrale, e nessuno aveva chiesto loro se volevano donare o erano troppo sconvolti per pensarci o l'idea li spaventava. Ora sentono che in qualche modo hanno scontentato il loro caro.

Non che la donazione porti via la solitudine. Più spesso di quanto mi piaccia ricordare, incontro una giovane coppia che mi dice sommessamente qualcosa come: "Alcuni mesi fa la scuola di nostra figlia ha promosso un incontro sui trapianti. Lei ci disse che se le fosse successo qualcosa voleva essere una donatrice." Fanno una pausa per raccogliere il coraggio e il mio cuore ha un sussulto, sapendo quello che sta per arrivare. "Alcune settimane dopo" aggiungono "è rimasta uccisa mentre tornava in bicicletta da scuola. Non abbiamo esitato."

Persone come queste parlano della pace interiore che la decisione gli ha portato e del modo in cui li ha aiutati a "guarire". "Dà un senso alla sua morte," dicono. "Ha prodotto qualcosa di buono invece della sola devastazione."

In assenza di un dialogo precedente, una famiglia nella sala d'attesa di un ospedale è spesso disorientata. Le circostanze di una morte inattesa sono sempre laceranti ma, in aggiunta, le opinioni in una famiglia possono divergere, alcuni membri che bisogna consultare possono essere lontani, le emozioni fuori controllo.

I fraintendimenti sono un luogo comune. Alcune persone sono convinte che se firmano una carta di donatore i dottori non proveranno fino in fondo a salvarle. Alcuni pensano che la loro chiesa sia contro i trapianti. Altri dicono di qualcuno che è appena morto "Non voglio che soffra oltremodo."

Tutto lavora contro un pensiero ragionato. Una madre deve chiamare il marito al lavoro per dirgli che il figlio è stato investito da un'auto. Un padre deve dire ai suoi figli che la mamma non tornerà a casa. Prendere una decisione importante ed irrevocabile in quei momenti, riguardo qualcosa cui non avevano mai pensato seriamente è troppo per molte persone. Dicono "no" e spesso si pentono della decisione per il resto della vita.

Il bisogno è urgente poiché la potenziale offerta è limitata. Nella maggior parte delle morti, dove il cuore cessa di battere, gli organi si deteriorano troppo velocemente per essere trapiantati. La gran parte degli organi viene da quel piccolo numero di persone il cui cervello ha smesso di funzionare e sono realmente morte, ma sono attaccate ad un respiratore che può mantenere i loro organi utilizzabili per un breve periodo. All'opposto, quasi tutti possono donare tessuti – cornee per ridare la vista, pelle per curare ustioni, ossa per raddrizzare colonne vertebrali, legamenti per far camminare nuovamente gli invalidi.

Una donazione dà una media di tre o quattro organi, salvando tre o quattro famiglie dalla devastazione, in aggiunta ai tessuti che possono aiutare fino a 50 persone. La maggior parte degli individui nelle loro intere vite non avrà mai un'opportunità così grande di cambiare il mondo in meglio come in quel momento. Con così tanto in gioco, spesso mi chiedo quale possibile discussione possa esserci su quale sia la cosa giusta da fare.

Vita In Lista d'Attesa

La famiglia di Shirley Coe è portatrice di un gene che attacca il cuore con tanta insistenza che tre dei suoi quattro fratelli sono morti giovani. Il quarto è stato salvato da un trapianto. Molti parenti e cugini sono stati sopraffatti dalla malattia, alcuni nell'infanzia. Altri quattro familiari hanno ricevuto un trapianto. Una di loro, una nipote, morì quando il cuore donato smise di funzionare, lasciando un figlio di due anni affetto dalla nascita dalla stessa patologia e che aveva già subìto un'operazione a cuore aperto.

A 68 anni, Shirley, che vive a Sandwich in Massachusetts, è la persona in vita più anziana di una famiglia molto numerosa.

Lei stessa ha sofferto della malattia – cardiomiopatia ipertrofica, un ispessimento del muscolo cardiaco che impedisce al sangue di scorrere – da quando aveva 20 anni e cominciò per la prima volta ad essere a corto di fiato. Durante la nascita del primo figlio dei Coe, più di quarant'anni fa, andò in blocco cardiaco. Rimase abbastanza stabile per molto tempo. Poi gli ultimi anni portarono un pesante fardello.

Cominciò ad avere battiti irregolari e si abituò ad essere ricoverata o portata al pronto soccorso per stabilizzare le proprie condizioni. Il giardinaggio e le passeggiate anche di brevi distanze cominciarono a diventare sempre più difficoltose da sostenere. Fu costretta ad andare presto in pensione dalla clinica presso la quale lavorava come impiegata e rinunciò quasi completamente al volontariato. Le restrizioni furono insopportabili per una donna che aveva un'ampia gamma di interessi.

"Molti dei miei parenti più stretti si ammalarono in un periodo in cui non c'erano defibrillatori o pacemaker e le medicine erano molto meno efficaci di quanto non siano oggi. A quei tempi i trapianti non esistevano ed in seguito erano rari e rischiosi. Senza di essi come rimedio, semplicemente morirono," spiega.

"In qualche modo avere questa malattia ci forgiò positivamente. Crescemmo apprezzando ogni singolo giorno. Non ci deprimemmo. Ci ricordò che in gran parte la qualità della vita è quella che ci creiamo noi stessi."

"Ma anche così, sapevi che potevi morire senza alcuna avvisaglia. Provavi a toglierti il pensiero dalla mente. Ma quando un altro membro della famiglia si ammalava, tutto ti tornava subito dritto in faccia."

"Avevo dottori e infermiere meravigliosi, ma non potevano fare nulla per me più di quanto non facessero. Prendevo già tutte le medicine che mi potevano aiutare ed in ogni caso ne prendevo ormai la dose massima."

In ogni modo, l'équipe medica di Shirley la registrò in lista di attesa per un trapianto. "E' un evento traumatico. Sai che sei lì sopra perché nient'altro può salvarti. E vedi che puoi continuare a vivere solo se muore qualcun altro. Pensi molto alla vita."

"Devi essere comunque complessivamente forte abbastanza da poter sopportare l'operazione, così ti sottoponi a tutti i test e quando ti mettono sulla lista senti sollievo e speranza. 'Ce l'ho fatta', dici a te stessa."

"Quindi inizia l'attesa. La tua vita è sospesa. Non puoi fare nemmeno piani a breve termine, lasciamo perdere quelli a lunga scadenza. Sperare in ogni momento che arrivi una chiamata che dica che c'è un cuore per te è snervante. A volte, quando avevo una buona giornata, sentivo che sarei stata felice se avessi potuto sentirmi sempre come in quel momento. Ma se avevo una brutta giornata, tutto quello che desideravo era scendere a patti con la situazione."

"A volte l'attesa era insopportabile. C'erano così pochi donatori disponibili e i cuori andavano prima alle persone più malate, come deve essere. Qualche volta senti che devi toccare il fondo per essere trapiantata."

Diede il numero di cellulare, che portava ovunque andasse, solo a poche persone, e quando capitava che uno sconosciuto chiamava per errore, ne rimaneva completamente sconvolta, cosicché riprogrammò la suoneria perché avesse un suono particolare se l'unità coronarica del *Brigham and Women's Hospital* l'avesse cercata. "Questo è quanto fossi al limite," racconta.

Suo marito, Dean, un reclutatore di personale specializzato, andava su e giù sulle proprie montagne russe emotive. "C'è molta ansia nell'aspettare, anche se la mia vita non era appesa ad un filo come la sua. Giravi un angolo aspettandoti di arrivare a destinazione ma non vedevi nulla davanti."

"La parte più dura era quando non eravamo in sincronia, quando uno di noi aveva una buona giornata e l'altro era invece sopraffatto. Allora era necessario bloccare i propri sentimenti per provare ad essere di aiuto. Quando a volte era debilitata non sapevo se dar retta a quello che diceva 'sto bene, passerà' oppure chiamare il 911."

Sebbene siano sposati da 45 anni, l'intensità dell'esperienza gli ha fatto scoprire nuove cose su loro stessi. "Sono continuamente sorpreso dalla sua forza. Spesso era lei che sosteneva tutti noi," dice Dean. "Quanto più a lungo andava avanti questa faccenda tanto più coesi diventavamo."

Anche la speranza sbocciò, quando guardavano avanti. "Pensi a tutte le cose che vorresti fare e che non puoi," dice Shirley. "Per anni andare in cima ad una collina fu impossibile. Uno dei primi obiettivi che avevo in mente era partecipare a corse di beneficenza. Poi avrei voluto andare su un kayak con Dean. Volevo tornare a lavorare per i senzatetto. Volevo fare giardinaggio e giocare di più con i miei nipotini."

Quindi un giorno arrivò la telefonata che aveva a malapena sperato e nonostante qualche problema di tanto in tanto, i risultati hanno portato la liberazione che aveva tanto desiderato. Ora va in bicicletta ("Non ero salita su una bicicletta da quando andavo alle scuole medie"), è tornata a lavorare al progetto dei senzatetto e sta prendendo lezioni di ballo. Ogni mattina, quando si sveglia, il suo primo pensiero è "Che magnifica giornata."

"Per tutta la mia vita ho vissuto dentro i miei limiti," dice. "Ora, sento di non averne."

Ogni Volta è Una Corsa
Contro Il Tempo

Al *St. Luke Hospital* di *Kansas City*, le équipe di espianto degli organi erano pronte a prelevare gli organi di un ragazzo di 25 anni rimasto ucciso in un incidente stradale. I riceventi più adatti erano già stati individuati e stavano per essere preparati per l'operazione. Mancava solo l'équipe che avrebbe dovuto recuperare i polmoni.

In uno di quei momenti che possono far deragliare il processo finemente regolato del trapianto, il team dei polmoni chiamò per dire che era ancora ad Indianapolis e che l'aeroporto era chiuso per nebbia. Un veemente dibattito sui tempi ebbe iniziò. Il cardiochirurgo ed il chirurgo del fegato, preoccupati di poter perdere tutto, fecero notare che il tempo stringeva. Gli unici altri aeroporti dai quali un'équipe poteva essere mandata era ad ore di distanza. A malincuore, fu presa la decisione di andare avanti con i restanti organi.

Rob Linderer, direttore esecutivo del *Midwest Transplant Network*, descrive cosa accadde dopo. "Tutto ciò era troppo da sopportare per Allison Hoffman, la coordinatrice dei trapianti. 'C'è la vita di qualcuno in ballo – gridò-. Come possiamo buttare via un set di polmoni in perfetto stato?'"

"Il team fu d'accordo nel fare un ultimo disperato tentativo e lei chiamò il *Barnes Hospital* a Saint Louis. 'Se riusciamo a farvi avere un set di polmoni in tempo, voi avete un ricevente?' chiese. 'Sì, lo abbiamo' fu la risposta. Metà della battaglia era vinta."

"Ma aveva un'altra domanda. 'Non abbiamo un programma per i polmoni da noi – disse - ma il vostro chirurgo li accetterebbe se il lavoro qui lo fa il nostro cardiochirurgo?' Sapeva che questo era un punto cruciale, essendo molto raro che i cardiochirurghi e i chirurghi del polmone lascino ad altri, che non sia una loro équipe, il lavoro di recuperare un organo per il trapianto."

"I due uomini cominciarono a parlare al telefono per capire come il lavoro potesse esser fatto, ed Allison ebbe la risposta ad una delle domande più importanti che abbia mai dovuto porre nella sua vita professionale. 'Lo faranno.'"

"Lei e la sua collega, Ryan Schmidt, che avevano un'esperienza minima nella preservazione dei polmoni, ricevettero per telefono le direttive su come conservarli durante il viaggio."

Ora tutto dipendeva da quanto velocemente questi potevano essere trasportati a Saint Louis. Ma in questo caso l'unità trapianti del Midwest aveva un asso nella manica, ovvero il suo jet bimotore, un Citation CJ1, pronto all'aeroporto Charles Wheeler nel centro di Kansas City. Mentre la borsa frigorifera con il suo contenuto salvavita veniva trasportata lì di corsa, l'aereo era in posizione di decollo con un motore già acceso. Anche pochi secondi erano vitali. Un temporale con fulmini stava arrivando e da lì a cinque minuti nessun decollo sarebbe stato autorizzato.

Ma quei secondi risparmiati fecero la differenza. L'aereo si innalzò proprio mentre arrivava la tempesta. Un'ora più tardi o poco più, i polmoni furono recapitati in sala operatoria dove i chirurghi erano in attesa per una giovane donna di 37 anni, madre di tre bambini.

Questa è stata anche una delle chiamate più stringenti che il pilota del jet, Dimitrios Roussopoulos, con 25 anni di questo tipo di servizio alle spalle, abbia mai avuto. Non tiene il conto del numero totale di volte che ha volato per consegnare organi o portare chirurghi in sala operatoria, ma crede sia attorno a 6000. "E ogni volta sento come un brivido, sapendo cosa c'è in ballo," dice.

Quando non vola ha un cercapersone e un cellulare con sé. Non sa neanche immaginare quante volte è andato via di corsa da un cinema o una partita di baseball. "Sono sempre contento quando il mio posto è a bordo fila," dice.

Appena arriva la chiamata, mette da parte quello che sta facendo e guida fino all'aeroporto in centro città. Compila un piano di volo, controlla il meteo, si assicura che il velivolo sia a posto e quindi attende che gli organi o i chirurghi arrivino. Appena succede, lui ed il suo co-pilota, John Jeffries, sono già pronti.

L'aereo, tenuto sempre in un hangar per essere sicuri di non perdere tempo nel ripulirlo dalla neve o dal ghiaccio, viene portato sulla pista ed è immediatamente spostato dalla torre di controllo in cima alla lista di partenza. "Possiamo risparmiare una ventina di minuti in quel frangente," dice Dimitrios. "Negli aeroporti di Chicago o New York anche un'ora."

Con una velocità massima di 400 miglia orarie, si solleva velocemente fino a 18000 piedi. "A quell'altitudine siamo molto

attenti alla strumentazione. Non ci sono piloti per diletto lassù – dice-.
Voliamo principalmente di notte e c'è sempre fretta. Devi stare molto
più all'erta del pilota che vola in una bella giornata di sole." A volte
percorre mille o più miglia, ma la maggior parte dei suoi viaggi sono
nel Midwest.

Spesso, come l'aereo atterra all'altro capo, riesce a vedere
un'ambulanza in attesa in un'area speciale, pronta a trasportare le borse
frigorifere o i chirurghi alla loro destinazione. Se è organi che trasporta,
è subito in viaggio sulla via del ritorno. Se si tratta di chirurghi, lui
aspetta, da tre a sei ore, dipende da quante équipe chirurgiche sono
coinvolte.

Riempie l'attesa facendo cruciverba, guardando la televisione o
camminando attorno all'aeroporto per fare un po' di esercizio fisico. E'
essenzialmente ammazzare il tempo fino a che deve tornare di nuovo in
azione. Ma un fattore essenziale è controllare l'aereo ancora una volta.
"Molte persone pensano che i piloti dei piccoli jet siano tipi spensierati
e spericolati. Noi pensiamo a noi stessi come molto metodici."

"E' vero che le cose in aria accadono così velocemente che bisogna
reagire immediatamente. Ma bisogna essere abbastanza pazienti da
scoprire cosa sta succedendo così da non prendere decisioni stupide e
affrettate. I piloti delle compagnie private di solito fanno riaddestramento
ogni anno. I piloti delle grandi linee aeree lo fanno ogni sei mesi. Noi
lo facciamo ogni quattro mesi."

Tornare a casa, quando hai consegnato organi, è particolarmente
gratificante. "Immagino il sorriso sui volti delle famiglie quando sanno
che sono in volo," dice. Una volta a terra controlla di nuovo il velivolo.
"Assicurarsi che l'aereo è a posto può far risparmiare minuti preziosi la
volta dopo."

Qualche volta alle cerimonie preparate dalle associazioni di
trapianto d'organi, viene additato a qualcuno per cui ha portato un

cuore o un fegato. Non volendo farsi avanti, raramente si presenta. "Ma mi fa sentire bene guardarli e sapere che ho giocato una parte nel rimetterli di nuovo in piedi."

Un Grande Papà

Donna Banks, un'editrice del Reader's Digest che aveva allora 39 anni, stava parlando al telefono con il marito Vincent, una mattina dell'ottobre 1992, quando qualcuno bussò alla porta del suo ufficio. Vide che era un corriere, disse qualche parola e tornò al telefono. Ma a quel punto al telefono di Vincent non rispondeva più nessuno.

In un primo momento era rimasta un po' sorpresa di ricevere la sua telefonata. Era vero che aveva buone notizie: il suo lavoro come direttore finanziario del Children's Television Workshop aveva avuto buone recensioni e stava per ottenere una promozione ed un aumento. Ma l'aveva già chiamata quella mattina per chiederle che regali voleva comprasse per i loro due bambini per Natale – un pallone da calcio per Julian di otto anni e un camioncino stile Tonka per Garrett, quattro anni. "Non era da lui. Facevamo sempre gli acquisti all'ultimo minuto," dice Donna. "Anche allora mi chiesi come mai stesse già pensando al Natale."

Una gran paura s'impadronì di lei. Corse fuori dell'ufficio e chiese alla sua segretaria di chiamare la società del marito mentre lei teneva aperta la linea telefonica con cui gli stava parlando. Tornata indietro, al telefono sentì qualcuno andare nell'ufficio di Vincent, quindi un trambusto di altre persone che entravano nella stanza. Non sapevano che lei fosse in linea e capì che stavano cercando di rianimarlo senza che ciò funzionasse.

"Era come in un incubo, sentire tutti quei suoni e cercare di metterli insieme, immaginando il peggio ma non sapere realmente quali fossero le sue condizioni, gridare al telefono, ma non riuscire a farsi sentire" dice.

Il capo le mise subito a disposizione una macchina per andare dall'ufficio di Pleasantville, nello Stato di New York, all'ospedale St Luke-Roosevelt a New York City dove Vincent sarebbe stato portato. Ma quando arrivò dovette affrontare un'altra esperienza tale da mandarla in pezzi: fu fatta entrare in una stanza dove lui giaceva su un tavolo, già morto.

"Ero stordita. Mi trovai a fissare un'etichetta che avevano attaccato ad un dito del piede. Sapevo della prassi, ma non l'avevo mai vista. Quella piccola etichetta riassumeva tutto per me: a 44 anni, dopo 15 di matrimonio, mio marito e il padre dei miei figli non sarebbe tornato a casa."

Quella scena fu il culmine di 16 mesi d'ansia che cominciarono abbastanza innocentemente con Vincent a corto di fiato quando si coricava per dormire, sebbene apparisse in buona salute. All'inizio pensava si trattasse di qualcosa di banale come un'indigestione. Solo dopo l'insistenza di Donna si recò dal medico di famiglia che prescrisse alcuni esami di routine.

"Quando la dottoressa richiamò, gli disse che voleva vederlo immediatamente," Donna ricorda. "Non era mai accaduto prima. Appena vidi l'espressione sulla sua faccia capii che eravamo in grossi guai, qualunque cosa fosse."

Venne fuori che si trattava di cardiomiopatia, dove il muscolo cardiaco sta morendo e per la quale, sebbene certe medicine potevano tenerlo su per un po', l'unico rimedio era un trapianto. Nel frattempo, affinché capissero la gravità della situazione, la dottoressa disse loro che Vincent era a serio rischio di un attacco di cuore o infarto.

Coincidenze della vita, Donna aveva appena finito di correggere un articolo su di un uomo con cardiomiopatia che aveva ricevuto un nuovo cuore. Nel Gennaio del 1992, dopo i test medici e psicologici, i dottori di Vincent determinarono che era un buon candidato per un trapianto e lo registrarono nella lista d'attesa nazionale.

"Sapevo che le cose potevano andare in vari modi: poteva ottenere un trapianto e probabilmente sarebbe stato bene, oppure morire in ogni momento. Per mesi la prima cosa che feci appena sveglia, la mattina, fu stare completamente immobile ad occhi chiusi ad ascoltare se respirava ancora."

Quello che rendeva più dura l'attesa era l'affetto nella relazione tra Vincent e i figli. Donna lo ricorda contento delle cose più semplici, portarli a fare un giro con le biciclette o fare pancake e dolci cantando in pigiama. "Era un grande papà," dice semplicemente.

Ora che aveva perso la corsa contro il tempo, c'era una decisione semplice da prendere: quando le fu chiesto se voleva donare le cornee, rispose di sì senza esitare. Sebbene non abbia mai incontrato i riceventi, sa che due persone hanno riacquistato la vista.

Ciò non ha certo fermato il dolore. "Ho imparato che il dolore ha una sua propria vita, cha va e viene quando vuole. A volte mentre guidavo fino al supermarket cercando di ricordare cosa dovevo comprare, scoppiavo improvvisamente a piangere," dice. "La parte peggiore era che si stava perdendo tutte quelle pietre miliari dei bambini – il primo goal segnato da Garrett, la prima volta che Julian era entrato a far parte di una squadra di lacrosse."

Già nei primi stadi della malattia, Donna aveva iniziato a tenere discorsi sul bisogno dell'incremento della donazione. Coraggiosamente, dopo la sua morte, ha continuato a farlo. "Non sapevo mai se nel mezzo di tutto ciò avrei mollato. Ma il mio giornale ha coperto notizie sui trapianti per decine di anni e sapevo che le storie personali sono quelle che fanno la differenza quando le persone decidono se donare o meno."

Per quanto fosse vicina alla materia, comunque, era completamente impreparata ai giochi Statunitensi per trapiantati di Colombus, Ohio, alla massa di riceventi che marciavano nello stadio, fila dopo fila, bandiere degli Stati al vento, incitati dalla folla che includeva famiglie che avevano salvato le loro vite.

"Erano il ritratto della salute," dice Donna. "Piansi senza freno. Non per la chance che Vinnie non ebbe, ma per quella che tutte quelle persone lì avevano avuto. Era una dimostrazione d'altruismo umano, ed era maestosa."

Marito Riconoscente Dona Ad Un Completo Sconosciuto

Dan Tomczak, un manovratore di scavatrici abitante a Darien Center, New York, pensa con convinzione di essere un uomo normale. Nonostante ciò, quello che aveva in mente di fare nel 2000 era così straordinario che i primi due ospedali che consultò non sapevano come potesse essere fatto.

Dan si era messo in questa situazione per quello che sembrava essere all'inizio un problema di salute di poco conto di sua moglie Ellie. Nel 1983 ebbe un problema di gonfiore, specialmente alle gambe. Il dottore le consigliò di comprarsi calze elastiche e di mantenere i piedi sollevati.

Il gonfiore non andò via e lei consultò parecchi dottori prima che un nefrologo le desse notizie buone e cattive. "I suoi reni sono malandati.

Necessita di un trapianto. Comunque c'è ancora molto tempo. Nel frattempo viva una vita normale."

Non essendo il tipo che si fa prendere facilmente dal panico, questo è ciò che fece per 15 anni, lavorando a tempo pieno soprattutto come receptionist in un caseificio. Con il passare del tempo, in ogni modo, i segnali divennero più pesanti. "Ogni mattina prima di andare a lavoro vomitavo. Nei venti minuti di guida per tornare a casa ogni tanto dovevo accostare per far riposare gli occhi."

Fu allora che i dottori le dissero, "Deve andare in dialisi, la metteremo in lista d'attesa per un trapianto." Solo pochi mesi dopo, e prima di iniziare la dialisi, rispose ad una chiamata a lavoro. Era del centro medico della contea di Erie e una voce le disse, "Questa è *la* telefonata." Come suo solito, rimase a lavoro fino alle 17 e si assicurò che le cose fossero in perfetto ordine per rimpiazzarla.

Il giorno seguente, il trapianto fu effettuato senza complicazioni e quattro giorni dopo Ellie tornò a casa. Per anni, nonostante gli alti e bassi che non sono insoliti dopo un trapianto, Ellie è sempre stata solita dire "non mi ha impedito di fare qualunque cosa volessi." Ma col tempo la situazione cambiò. Il rene trapiantato cominciò ad avere problemi e fu messa di nuovo in lista d'attesa per ricevere un secondo trapianto.

Nel frattempo Dan aveva preso un'importante decisione. "Prima del primo trapianto, era molto dura per me recarmi a lavoro e lasciarla ogni mattina in quello stato ed essere incapace di fare qualcosa. Quando tornava da lavoro non era in grado di fare alcunché per il resto della giornata. Le avrei dato uno dei miei reni, ma erano di gruppi sanguigni diversi, incompatibili."

Ora sentiva di dover fare qualcosa. Due mesi dopo il primo trapianto, chiese ad Ellie come si sarebbe sentita se avesse donato un rene ad un perfetto sconosciuto. "Se è quello che vuoi, io ti sosterrò al 100%" gli disse lei.

Quella era la parte facile. A quei tempi meno di 50 persone avevano fatto donazioni di rene tra non consanguinei, non dirette. Per mesi Dan fu attorniato dalla comprensibile cautela della autorità sanitarie. "Ho bisogno di un solo rene" continuava a dire. "Molte persone nascono con un solo rene e nessuno se ne accorge. So che ci saranno complicazioni, ma i rischi mi sembrano pochi e sono disposto a correrli."

Per lui era ovvio. "Avevo visto cosa il trapianto aveva fatto per Ellie. Perché non fare lo stesso per qualcun altro? Immaginavo qualcuno lì fuori, probabilmente in dialisi, in attesa. Volevo portare avanti la cosa il prima possibile."

Così, cercando su Internet e interpellando persone che avevano donato un rene ad un membro della famiglia, venne in contatto con il Thomas Jefferson Hospital di Philadelphia. Furono d'accordo a fare l'operazione appena avessero trovato il candidato adatto.

Non era però ancora tutto a posto. Un giorno rispose al cellulare per sentirsi dire dall'ospedale "Abbiamo un risultato negativo sulle sue analisi del sangue. Non sappiamo se possiamo utilizzarla." "Fu come una coltellata al petto," ricorda Dan. Il test successivo fu invece normale e nel maggio del 2002 fu chiamato ed un suo rene fu prelevato per donarlo ad un completo sconosciuto. Tre giorni dopo fu dimesso e dice che anche con un solo rene non ha dovuto rinunciare a fare nulla che volesse.

Era curioso di sapere del suo ricevente ma, avendo visto quanto era stato difficile con Ellie scrivere una lettera di ringraziamento alla famiglia donatrice, non volle incontrarlo immediatamente. "Sapevo che sarebbe stato molto commovente. Volevo che si abituasse al suo nuovo rene."

A Deerfield Beach in Florida, Michael Stern, 1 metro e 95 cm di altezza, venditore, 53 anni all'epoca, stava dicendo un convinto 'grazie'. Le cose non erano andate bene per lui da quando aveva lasciato Philadelphia nel 1999 per inseguire un sogno lungo 25 anni di trasferirsi a sud. Sei mesi dopo, quello che a prima vista sembrava un inizio di influenza lo aveva portato al pronto soccorso.

Si sentiva così male che quando l'infermiera terminò di esaminarlo riuscì solo a dire, "Per favore non mi rimandi in sala d'attesa." "Non andrà in sala d'attesa," lei rispose e quella è l'ultima cosa che ricorda prima di risvegliarsi dieci settimane dopo.

In quel periodo, gli fu detto, aveva avuto tre infarti. "Mi hanno riportato in vita tre volte," dice. "E nel frattempo, i miei reni si deteriorarono. Non potevo camminare. Quando mi alzavo dal letto cadevo sul pavimento."

Fu messo in dialisi e in lista d'attesa per un trapianto. "Fu allora che scoprii che non esci semplicemente di casa e prendi un nuovo rene." Per un uomo che era stato sempre molto attivo e faceva jogging ogni pomeriggio, avere a che fare con un supporto per le gambe ed essere attaccato ad una macchina era insopportabile. Il suo umore scese sempre più in basso.

Alla clinica dove faceva la dialisi, con il braccio in un sostegno per non farlo scivolare, il cellulare suonò: "Questo è l'ospedale Thomas Jefferson. Abbiamo un rene per lei." Per due volte sulla strada I-95 di ritorno a casa accostò per richiamare. "Siete sicuri?" chiese. "Siete proprio sicuri?" "Assolutamente certi," disse l'infermiera. "Vada a casa e si riposi, beva molta acqua e non si fermi più sull'interstatale."

Pochi giorni dopo Dan e Michael erano sui tavoli operatori di sale adiacenti, sebbene non fossero in grado di vedersi. "Mi dissero che era una donazione non-diretta. Non sapevo di cosa stessero parlando," racconta Michael. "Quando lo scoprii, non riuscivo a crederci. Ancora oggi non riesco a capacitarmi. Anche i dottori erano sorpresi. 'Questo non accade mai' mi dissero. 'E sa, il donatore non voleva che si sapesse. Non c'è alcuna eccentricità in lui. Voleva solo essere gentile con il mondo.'"

Un anno dopo, ad una cerimonia al Thomas Jefferson, Ellie, Dan e Michael si sono incontrati. "Mi ero immaginato un uomo grande e muscoloso," dice Michael. "Invece era piccolo e di fisico asciutto. 'Non ti avevo immaginato così,' mi disse. 'Neanche io,' risposi. Ma il suo cuore invece è esattamente come lo avevo immaginato. Il trapianto mi ha completamente cambiato. Credo mi abbia reso una persona più comprensiva. E Dan va semplicemente avanti, facendo del bene."

Ora Michael ha una foto 16x25 dei Tomczaks appesa al muro sopra al computer. "Voglio poterli vedere ogni volta," dice.

Dan è cambiato in una cosa. Si è convinto che dire la sua storia può aiutare altri a capire l'importanza della donazione di organi e tessuti. Oggi mostra la stessa determinazione nel parlare ai convegni e agli eventi dove si firma per la tessera di donatore, di quanta ne ha mostrata nel fare la sua donazione.

Ha anche fatto un'altra cosa: a 55 anni è andato in pensione dal guidare gli enormi veicoli da costruzione per fare un corso di due anni per infermieri. Ora fa due turni di 12 ore a settimana, o anche più, se necessario, in un ospedale vicino. Un grande gesto, sembra, per quanto grande, non è abbastanza.

Dal Cancro A Miss Utah

Jami Palmer è cresciuta conducendo una vita di campagna nella piccola comunità di Park Valley, nel nord-ovest dello Utah – aiutando a governare la mandria della nonna, andando a caccia e studiando in una piccola scuola elementare dove ogni insegnante aveva cura di tre classi di età diverse – ma già da piccola aveva stabilito per sé obiettivi ambiziosi.

Quando aveva 12 anni, suonava il pianoforte tanto bene da poter essere iscritta ad una gara che coinvolgeva cinque Stati, e giocava a basket in una squadra che era arrivata alle finali regionali. Quasi ogni giorno, dopo scuola, correva sulla strada ciottolosa vicino casa, praticava il salto in lungo e aveva imparato dai fratelli come non tirare una palla da softball "come una ragazza".

"E' un'età eccitante – avevi le prime cotte, cominciavi a truccarti, volevi apparire bella," ricorda.

Ma una notte, mentre tornava a casa dagli allenamenti di basket, notò un bozzo appena sopra il ginocchio. All'inizio pensò di aver preso un colpo durante il gioco ma, quando arrivò a casa, vide con sua sorpresa che era duro. La famiglia provò i soliti rimedi casalinghi – ghiaccio, sollevare la gamba – ma nelle settimane successive invece di scomparire, l'escrescenza crebbe. Fu allora che, per la prima volta, la parola "cancro" entrò nella sua mente, anche se la scartò subito perché "i bambini non si ammalano di cancro."

Fece a meno di andare dal dottore, a 160 chilometri di distanza, a Logan, finché i genitori, ormai preoccupati, insistettero. Quando arrivò lì, pensò che le sarebbero state prescritte delle pillole e sarebbe stata rimandata a casa. Prima che i risultati delle analisi che aveva fatto fossero pronti, tornò a casa e giocò una partita di basket di campionato – che la sua squadra vinse, promuovendola alle finali del torneo -. Park Valley celebrò per giorni.

A Logan, invece, i risultati delle analisi furono peggiori di quanto chiunque potesse immaginare e portarono ad un'interruzione immediata delle celebrazioni. Jami ricorda il percorso in auto con i suoi fratelli stranamente silenziosi per tutti i 160 chilometri.

Fu mandata al *Primary Children's Medical Center* di Salt Lake City per ulteriori accertamenti. Lì, ricevette con la sua famiglia un'ulteriore shock. "Hai un tumore delle dimensioni di una palla di softball ed il tuo femore è fragile come un guscio d'uovo," venne detto loro. "Il cancro delle ossa è molto aggressivo e si espande molto rapidamente. Devi iniziare immediatamente la chemioterapia ed il trattamento durerà almeno un anno."

I medici trovarono incredibile che la sua gamba avesse potuto sopportare il peso di giocare per due squadre di basket e gli allenamenti quotidiani di salto in lungo. "Non puoi camminare fuori di qui," le venne detto. "Se le tue gambe si rompono le cellule cancerogene si disperderanno in tutto il corpo. D'ora in poi, finché non sarai curata, devi usare le stampelle."

Lo staff dell'ospedale le descrisse i probabili effetti collaterali: avrebbe perso i capelli e avrebbe avuto lacrimazione agli occhi; si sarebbe sentita stanca, avrebbe perso l'appetito e avrebbe avuto lesioni alla bocca. C'era anche la possibilità di qualcosa di più grave, come un infarto. Era chiaro che non poteva praticare nessuno sport, non avrebbe avuto il tempo di suonare il piano a livello competitivo e non sarebbe apparsa bella. "Sembrava che ogni cosa che volevo fosse persa," dice.

Quando iniziò il trattamento, racconta, l'unica fonte di forza al di fuori della sua famiglia era il far parte della *Chiesa di Gesù Cristo dei Santi dell'ultimo giorno*, la Chiesa Mormone.

Aveva paura di quello che gli amici avrebbero pensato di lei. Sarebbe stata un'emarginata, lei che era sempre stata così attiva? Si sarebbero chiesti se il cancro era contagioso? Lei era consapevole della possibilità di morire. Il cancro, ricorda, era qualcosa di cui non si parlava molto a quel tempo ed era ancora fonte di vergogna.

Aveva visto molte vittime nella sua zona. Tutte erano state come risucchiate dalla malattia e molte erano morte. Nella sua tristezza, un pensiero continuava a passarle per la testa: "Perché io?" Per la prima volta nella sua giovane vita si sentì piena di risentimento.

Alcune cose aiutavano. La strada che va dall'ospedale verso casa lascia l'autostrada a 27 chilometri da Park Valley e, mentre viaggiavano profondamente abbattuti, cominciò a notare fogli di carta, con delle scritte sopra, attaccati ai catarifrangenti lungo la strada. Il suo cuore fece un balzo quando si accorse che erano messaggi per lei. "Jami siamo lì con te," "Preghiamo per te," "Ci manchi." Ed infine, una parola da poco in voga in quelli alla moda, "Cool". Ogni 200 metri per tutti i

27 chilometri, cominciò a sentirsi rassicurata e anche la paura di non essere accettata dai suoi compagni svanì. "Pensano ancora a me come parte del gruppo," pensò.

Il trattamento durò un anno e mezzo e, pianificando le sedute per il venerdì – quando la sua scuola era chiusa – ed i weekend, riusciva ad essere di nuovo in classe il martedì, mantenendo la media dell'ottimo.

Come previsto, comunque, i capelli le caddero. Uno zio le rasò la testa per prepararla per una parrucca. Sviluppò ulcere attorno alla bocca. Si sentiva sottosopra. E non riusciva ad andare alle lezioni di pianoforte.

Il tumore doveva ancora essere rimosso e la gamba rafforzata. Con una operazione che durò più di dieci ore, il tumore ed il tessuto attorno furono tolti insieme a 15 centimetri di femore. La tibia di un donatore deceduto fu messa al suo posto, fissata con un'asta di titanio di 17 centimetri che le fu inserita attraverso l'anca.

Nonostante l'operazione fosse relativamente nuova, fu "un clamoroso successo," dice Jami. "Sono così grata al team medico, al donatore e alla sua famiglia. Senza quella combinazione di abilità e generosità avrei potuto facilmente perdere la gamba e forse anche la vita." Scrisse una sentita lettera alla moglie del donatore, un uomo di 50 anni, descrivendole come fosse stata salvata dal suo gesto. "L'aver avuto bisogno dell' assistenza fisica di qualcun altro, ti rende molto grata verso le persone che hanno scritto "sì" sulla loro patente," dice.

"'Perché io?' mi ha dato modo di rendermi conto di essere una di coloro che sono fortunati. E, rendendome conto ho visto anche che potevo andare oltre, non solo prefiggendomi gli obiettivi che avevo prima, ma anche più ambiziosi."

Lavorò duramente, esercitandosi con tanta determinazione che in metà del tempo previsto riuscì a camminare in ospedale senza le stampelle. "Volevo che sapessero che stavo tornando ad una vita normale," spiega.

Al liceo cominciò a giocare per la squadra di basket ed atletica, scrisse per il giornale scolastico e fu scelta come reginetta del ballo. Cominciò a studiare nuovamente il pianoforte. Si è diplomata, laureata in Scienze della Comunicazione all'Università di Brigham Young ed è divenuta una portavoce di "Make a Wish[1]" e della "Fondazione per il trapianto muscolo-scheletrico," la banca dei tessuti. Nel 2007 è diventata vice-direttrice dell'ufficio stampa del Governatore dello Utah.

"Volevo anche sentirmi nuovamente una ragazza. Con il cancro non ti senti molto femminile," dice. "Ero ancora conscia della cicatrice rimasta dall'operazione, che correva dalla caviglia all'anca. In un primo momento avevo provato a coprirla con un trucco pesante. Nel tempo mi sono resa conto, comunque, che era come coprire me stessa."

Così si mise in testa un obiettivo che, anche prima di ammalarsi, non le era mai balenato nel cervello. Nel giugno del 2000, in una serata scintillante, spinta dall'appassionato sostegno degli orgogliosi 150 abitanti di Park Valley, e con un vestito rosa che non faceva alcun tentativo di mascherare la cicatrice, Jami Palmer fu incoronata Miss Utah.

"Fu un anno magnifico, con i capelli lunghi, i brillantini e gli orecchini, salutando alle parate e partecipando alle finali per Miss America. Ma la cosa più bella era andare a trovare i bambini in ospedale, sapendo che la mia storia poteva dar loro speranza." Anche lei è cambiata. "Comprendo la sofferenza molto più di quanto non abbia mai fatto. Parli a queste persone, provi ad aiutarle, e scopri che sono loro ad insegnarti qualcosa."

Crede di aver tenuto circa 1300 discorsi. Il messaggio è semplice ma potente: "Stabilite i vostri obiettivi il più in alto che riuscite ad

---

[1]   Trad: Esprimi un desiderio. N.d.T

immaginare. Anche quando le cose sembrano andar male, la vita ha un modo tutto suo di dare opportunità anche maggiori. Io l'ho fatto. Potete farlo anche voi."

Ha catturato i cuori delle persone ovunque sia andata, come quello di Maloree, una ragazza malata di leucemia che è diventata amica di Jami e che quando la fine era vicina, le confidò che non aveva paura e che si sarebbe accontentata di un solo desiderio: "Per favore, parla al mio funerale."

Famiglie Che Si Innalzano Sopra Il Dolore

Un pronto soccorso pediatrico non è un posto per persone facilmente impressionabili. Arrivano bambini che sono stati investiti da una macchina l'ultimo giorno di scuola, che sono caduti da una bicicletta o affogati mentre i genitori erano andati a rispondere al citofono. Questi non sono bambini che hanno sofferto di una malattia cronica, dove la morte poteva essere messa in conto. In questi casi lo shock è totale. "Fa male guardare quei genitori. Alcuni di loro sembrano aver bisogno di un aiuto anche solo per sopravvivere," dice Mindy Zoll, una coordinatrice di trapianti.

Mindy ha fatto parte della TransLife, il gruppo che si occupa di coordinare i trapianti per 37 ospedali della Florida Centrale, per 10 anni, un periodo in cui la dipartita prematura è stata parte integrante del lavoro.

Lavora solo con le famiglie dei donatori. Una volta l'anno, alla cerimonia di ricordo organizzata dalla TransLife, incontra alcuni dei trapiantati ma non ha continui contatti con loro. "Mi piace conoscere chi sono e come stanno, ma voglio che la mia attenzione sia tutta per le famiglie dei donatori. Non voglio che nessuno si senta obbligato a donare o senta che sta sbagliando se non lo fa."

Il lavoro è stressante. "Abbiamo 10 coordinatori che si occupano delle richieste e, a turno, 4 di noi sono di servizio per 24 ore di fila," spiega. "Anche quando non siamo di servizio, abbiamo un cercapersone in modo tale che in casi urgenti possiamo essere rintracciati immediatamente. Una volta ho fatto cinque chiamate di donazione in un giorno a cinque ospedali diversi."

"Quando arriva una chiamata, proviene da un ospedale dove c'è un donatore potenziale, qualcuno già dichiarato morto o, a volte, un paziente la cui famiglia ha deciso di staccare le macchine quando non c'è alcuna possibilità di sopravvivenza."

"Prendo tutte le informazioni preliminari che posso: dov'è il paziente, quanti anni ha, cosa gli è accaduto e, se possibile, la sua storia medica. Voglio anche sapere della famiglia: Dove sono? Stanno arrivando? A volte non sappiamo neanche chi sia la persona, perché abbandonata dalla famiglia. Quindi dobbiamo scavare in profondità."

"Lascio qualsiasi cosa stia facendo e guido fino in ospedale. Ho sempre il mio equipaggiamento in macchina così sono subito pronta ad andare. Una volta sul posto, leggo la scheda del paziente e parlo con le infermiere per sapere quanto più possibile su quanto successo. Quindi incontro le famiglie e le porto dove possiamo parlare."

"Quella è la prima volta che le vedo. Rappresentano uno spaccato della società e sono tutte preda di forti emozioni – shock, rabbia, rammarico, colpa, paura."

"Molti sono storditi. Sentiamo di continuo le persone domandarsi 'perché io?' O dire 'era troppo presto,' oppure, 'non è giusto'. Non riescono a capacitarsi di quello che è accaduto. Per la loro stessa salute mentale, queste persone hanno bisogno di passare attraverso tali fasi. Non do loro risposte. Li sostengo mentre provano a capire come si sentono. Provo a capire quello che gli è stato detto e a dissipare ogni malinteso."

"Molti sono arrabbiati con qualcuno – una madre, un marito divorziato perché il figlio era nelle sue mani quando è affogato, o una famiglia che ce l'ha con l'ospedale perché non ha salvato il loro bambino o anche solo perché pensa che la struttura non sia stata abbastanza chiara." "La maggior parte delle famiglie non ha a che fare con la morte, così non sanno dei certificati di morte o come organizzare un funerale, dell'esame medico o se ci sarà un'autopsia. Spesso sono colpiti tanto duramente da non preoccuparsene. Fanno molte domande e spieghiamo le piccole cose che non riescono a comprendere cosicché possano concentrarsi su ciò che hanno realmente bisogno di fare, che è stare vicini e provare ad afferrare il significato di quello che sta accadendo. Mentre fanno ciò dobbiamo assicurarci che non siano affamati, senza dormire od anche che non siano pressati da persone che vogliono le loro firme."

"Ma ho anche bisogno che capiscano la morte cerebrale. A volte alcune infermiere dicono 'oh, sì, hanno capito' ma poi vado a parlare con loro e scopro che non hanno afferrato nulla. Quello che ho bisogno di sentire da loro è che sanno che il loro caro è morto e non tornerà. Questo mi fa capire che hanno compreso. Ma se dicono cose tipo 'ci sono poche speranze' o 'vogliamo trasferirlo in un altro ospedale', capisco che non hanno ancora compreso la situazione. A volte devo lasciargli un po' di spazio perché li vedo sperare ancora che migliori."

"Adeguo quello che dico su quanto mi sento dire da loro. Alcuni hanno bisogno di spiegazioni cliniche. Altri non riescono a trattare questo aspetto ed allora devo usare un linguaggio più semplice. In alcuni casi le famiglie non credono a quanto viene detto loro. Forse qualcuno ha commesso qualche errore nel loro caso prima, e con qualcosa di così importante in ballo, sentono che non possono permettersi di rischiare. In questi casi gli chiedo se sono disposti ad assistere ad un test in cui il paziente è staccato dalla ventilazione, lasciando che vedano con i propri occhi che il loro caro non respira."

"Alcuni familiari vogliono qualcosa di più ed allora chiedo al dottore di mostrare l'analisi dello scorrere del fluido celebrale, che è una radiografia "mobile" del sangue che scorre nel cervello. Prima vedono come appare una normale. Il sangue è brillante. Quindi guardano quella del loro caro e lì c'è solo un vuoto scuro."

"E' molto duro per loro guardare questi test. Nessuno vuole che siano veri. Ma li aiuta a comprendere ed hanno bisogno di comprendere prima di riuscire ad andare avanti, a provare dolore ed accettare il fatto."

"In qualsiasi modo arrivino a ciò, una volta che sono sicura che hanno compreso la morte cerebrale, gli parlo della donazione degli organi – qual è il processo e perché ce n'è bisogno. Sto attenta a non farli sentire in colpa se decidono di non donare, ma gli dico che ci sono famiglie che aspettano e sperano che qualcuno prenda questa decisione."

"Quando ho iniziato a fare questo lavoro, 10 anni fa, la maggior parte delle persone erano sorprese quando parlavo della donazione. Era una cosa nuova per loro. Ora sempre più persone sanno di cosa si tratta. Molti ci hanno pensato solo di sfuggita, immaginando che non si sarebbero mai trovati coinvolti, ma almeno è un passo avanti."

"Quando introduco la materia, c'è un'intera gamma di reazioni, dalla gratitudine ed il sollievo, alla rabbia ed alla paura ed in alcune famiglie, tutte queste cose insieme. E, spesso, specialmente se si tratta di bambini, mi viene da piangere con loro."

"Anche quando sono d'accordo a donare, è duro dire addio, in modo particolare quando si tratta dei pargoli. Molte famiglie non tornano a casa finché non abbiamo finito con l'operazione chirurgica. La mamma di un bambino una volta attese la fine dell'operazione fuori dalla sala operatoria per tre ore. Non riusciva a staccarsi finché non fosse stata certa che era tutto finito."

"Ma per quanto a volte sia difficile, non ho mai incontrato una famiglia su molte centinaia con cui ho lavorato, che abbia mostrato rimorso per aver donato gli organi, nemmeno una."

"La ragione principale del perché le persone dicono sì è che sentono che, se lo avessero domandato al loro caro, questo è quello che avrebbe voluto. E in alcuni casi lo aveva fatto veramente. Questo è il motivo per cui è importante comunicare le proprie volontà alla propria famiglia e firmare una tessera di donatore o mettere il proprio nome in un registro statale."

"Molti altri vogliono solo tirar fuori qualcosa di buono da una tragedia. Ricordo un costruttore che aveva avuto un incidente sul lavoro. Aveva condotto una stupenda vita e la sua famiglia era così orgogliosa di lui. Volevano che qualcosa di buono generasse dalla sua morte proprio come la bontà che veniva da lui quando era in vita."

Una volta che la famiglia ha dato il consenso, Mindy si collega ad Internet, si interfaccia con il sistema di rete dello *United Network for Organ Sharing*, inserisce le informazioni sul nuovo donatore e crea una lista di compatibilità per ogni organo. Queste informazioni, che includono età, altezza, peso, gruppo sanguigno, causa di morte e condizioni fisiche degli organi, identificano i pazienti in lista di attesa che sono compatibili con il donatore. I potenziali riceventi di ogni organo sono elencati in ordine di priorità, cosa che dipende da quanto la persona sia malata, quanto sia distante dall'ospedale del donatore e quante possibilità di successo può avere il trapianto.

Gli organi sono in primo luogo offerti ai pazienti degli ospedali delle vicinanze, poi a quelli della regione ed infine a quelli nazionali. "Contatto gli ospedali dei potenziali riceventi," spiega Mindy. "Dico loro che ho, per dire, un fegato per un certo paziente e loro mi dicono se questo è disponibile per un trapianto."

"A volte infatti non lo sono. Possono essere diventati troppo malati per sopportare un'operazione o l'ospedale è così occupato da avere già tutti i chirurghi in sala operatoria. Oppure il paziente è in viaggio e non può tornare in tempo. Miami può dire di no se c'è un uragano in arrivo. New York può essere sotto una bufera di neve.

"Con un po' di tempo avrò fatto scorrere tutta la lista e i centri per i trapianti hanno accettato gli organi. A questo punto ho bisogno di stabilire un orario certo per far incontrare i chirurghi nella sala operatoria dell'ospedale del donatore. Il centro trapianti che si prenderà cura del cuore potrebbe essere ad Atlanta. Forse quello che viene per il fegato è a Jacksonville."

"Trovo il team di chirurghi che è più lontano e chiedo per quando possono essere qui. A volte sono necessarie tre ore. Forse sono le 11 di notte. Questo fissa il nostro orario di incontro per le 2 del mattino. Richiamo tutti i centri trapianti per comunicargli l'orario di inizio e cominciamo noi stessi tutte le procedure, incluse altre telefonate."

"Se tutto va bene, tutti i team sono arrivati per le due, in ogni caso composti da un chirurgo ed uno o due assistenti. La sala operatoria è affollata, 15 o 20 persone, e molto rumorosa. Il team che si occupa del cuore è il primo poiché la durata del mantenimento di quest'organo al di fuori del corpo è la più breve. La regola pratica dice 5 ore. Dopo di che tocca ai polmoni, quindi il fegato, l'intestino tenue ed il pancreas ed infine i reni che possono essere trapiantati fino a due giorni dopo. Dopo che tutto è finito stiamo dentro per circa altre cinque ore."

"All'inizio l'atmosfera è abbastanza rilassata. Quando portiamo il paziente, già morto, in sala operatoria, è sotto ventilazione perciò il cuore batte ed il sangue affluisce agli organi. I chirurghi possono fare alcune cose a questo stadio, proprio come se stessero operando un paziente vivente. Quindi arriva un momento, nel mezzo dell'operazione, chiamato 'clampare incrociato', quando bloccano le arterie principali ed il cuore e quindi il flusso sanguigno si ferma ed inizia il conto alla rovescia per recuperare e trapiantare gli organi nel ricevente. Improvvisamente tutto diventa molto frenetico."

"Quando clampiamo l'arteria, cominciamo a irrorare gli organi con una soluzione fredda che li preserva. Questi sono quindi disposti per il trasporto in questa soluzione sterile dentro contenitori isolati per essere mantenuti più freddi possibile per minimizzare il danno alle cellule. Quanto più calde sono le cellule, tanto più velocemente muoiono, ma non devono neanche congelare. A questo punto la corsa è per portarli ai riceventi quanto prima."

"Il primo chirurgo prende il cuore e va o sul tetto per prendere l'elicottero o in un'ambulanza con luci e sirene accese, mentre gli altri stanno ancora lavorando. Uno ad uno i team se ne vanno ed alla fine rimangono solo un paio di persone a pulire e tutto è di nuovo silenzioso."

"Generalmente aiuto a mettere i pazienti in un sudario prima che siano portati nella camera mortuaria e li ringrazio sempre per quello che hanno dato. Penso alle loro famiglie a casa, in una casa che improvvisamente sembra vuota, e voglio che sentano che mi sono presa cura dei loro cari, come se fossero i miei."

La Determinazione Di Una Madre Fa Rivivere Una Procedura Salvavita

Quando Susan McVey Dillon, di Downingtown, Pennsylvania, un venerdì del Giugno 1995, ricevette a lavoro la telefonata che suo figlio di 14 anni, Michael, era caduto da una pertica ed era stato trasportato all'ospedale locale Brandywine con una ferita alla testa, era un po' in ansia ma non eccessivamente allarmata. Michael era un concentrato d'energia che, come lei diceva sempre, andava a letto solo per ricaricare le pile per il giorno successivo. Le cadute erano parte della sua vita, i falsi allarmi comuni.

Ma si sentì pietrificare, quando vide che un inserviente la stava aspettando sulla porta dell'ospedale. "Ero stata in quell'ospedale prima di allora. Non mi avevano mai accolto in quel modo," ricorda.

"Michael è in sala operatoria con un severo trauma contusivo alla testa. Ha un coagulo di sangue nel cervello," le fu detto. No, non poteva andare a vederlo. Ma sì, l'avrebbero tenuta informata di ogni sviluppo.

Era consapevole che i dottori stavano facendo tutto ciò che potevano, ma sapere così poco era una tortura. Chiamò il marito da cui aveva divorziato, Mick, che si recò immediatamente in ospedale, e fece lo stesso con altri parenti, alcuni dei quali la raggiunsero sul posto.

Per caso, al momento del cambio di turno, erano in servizio due chirurghi di traumatologia, uno ben conosciuto localmente, l'altro un capo chirurgo del Walter Reed Army Medical Center. "'E' dove portano il Presidente degli Stati Uniti,' mi ritrovai a pensare. Sentivo di essere in buone mani," Sue ricorda. Entrambi i medici si occuparono del caso per tutto il weekend.

Di tanto in tanto, piccoli frammenti di informazioni giungevano da dietro le porte, ogni volta sgonfiando le piccole speranze che erano cresciute nel frattempo. Il grumo di sangue era stato rimosso, ma ora quello non sembrava più essere il problema principale. La pressione endocranica di Michael era molto alta e resisteva a tutti i tentativi di abbassarla. Non poteva respirare senza un macchinario. La sua temperatura corporea era di 42 gradi.

"Stavo imparando cosa questo significasse. Non è necessario essere un medico per immaginare cosa una temperatura come quella può causare al cervello. Penso di essermi resa conto allora che Michael non sarebbe mai uscito da quel letto per tornare a casa. Pensai che presto saremmo stati chiamati a prendere decisioni importanti."

Pur con la mente in subbuglio, cominciò a pensare alla donazione degli organi. "Avevo sempre pensato che se uno dei miei figli avesse avuto bisogno di un rene per rimanere in vita, mi sarei aspettata che fosse disponibile. Così, se un altro bambino aveva bisogno di un rene ed io potevo fornirgliene uno, come potevo fare diversamente?"

Il pensiero era più semplice da sopportare poiché solo pochi mesi prima quando la figlia di Sue, Janette, aveva preso la patente, la famiglia aveva avuto una frettolosa conversazione riguardo la donazione. Michael aveva espresso il proprio punto di vista con la semplicità, tipica della giovinezza, di un dato di fatto. "Se i miei organi possono aiutare qualcun altro, perché no? Io non ne avrei più bisogno."

A quel punto Sue aveva imparato che Michael aveva una minima attività cerebrale, che la pressione del cervello era ancora smodatamente alta ed era improbabile che avrebbe mai potuto respirare senza una ventilazione artificiale. "Chiedemmo tutto ciò che ci passava per la mente. E quindi, di nuovo, ancora di più. Volevamo sapere cosa sarebbe successo in un certo caso. E in tal altro. Ci sono tentativi efficaci che potete provare? I dottori rispondevano a tutto, con infinita pazienza, ma ogni volta demolendo le nostre opzioni, finché arrivammo a questo: sarebbe potuto morire, ma se non fosse successo, tutto quello che si poteva fare era tenerlo indefinitamente attaccato alle macchine, o più probabilmente finché non avesse contratto una polmonite o uno degli organi si fosse deteriorato. Ma non avrebbe comunque più avuto una vita significativa."

Sue pensò ad un'altra signora della Pennsylvania, Karen Ann Quinlan, che fu tenuta in vita con le macchine per 10 anni. "So che abbiamo tutti opinioni diverse, ma ho sempre pensato che fosse ingiusto che avesse dovuto passare attraverso tutto ciò. Sapevo che Michael non avrebbe mai preso quella decisione per se stesso."

Con il consenso di tutta la famiglia, chiese di parlare a qualcuno della possibilità di staccare le macchine e donare gli organi di Michael. La cosa fu riferita a John Edwards, amministratore del programma per donatori "Gift of Life," con base a Philadelphia.

Per lui era qualcosa di nuovo. Aveva gestito i casi di 30 o 40 donatori morti ed era a conoscenza di pochi programmi in tutti gli Stati Uniti dove alcuni pazienti, che non erano in completa morte cerebrale, erano stati staccati dalle macchine una volta che tutte le cure erano state inutili. Un piccolo numero di quei pazienti era diventato donatore d'organi e tessuti. C'era anche un termine tecnico per loro: donazione dopo morte cardiaca o DCD.

L'associazione "Gift of Life" non aveva trattato un caso simile da molti anni. Tra le altre cose, richiedeva che il team medico dichiarasse che lo stato del paziente non era recuperabile in alcun modo e che la famiglia avesse deciso di staccare i supporti che lo tenevano in vita.

Non era cosa nuovissima in ogni modo. Nei primi tempi, la donazione d'organi avveniva in questo modo. Con l'adozione del criterio che stabilisce la morte cerebrale, il DCD cadde in disuso negli anni '80.

Nella morte cerebrale, gli organi funzionano normalmente finché sono prelevati, essendo mantenuti attivi con una ventilazione artificiale. Nei casi DCD, il ventilatore è spento e gli organi non sono prelevati fino a che il paziente non muore. Con il rallentamento del battito cardiaco e della pressione sanguigna, gli organi ricevono sempre meno ossigeno e si possono deteriorare.

Per i casi di DCD, i team di recupero organi sono obbligati a lavorare anche più velocemente del normale. Il cuore ed i polmoni, per esempio, essendo più legati alla mancata somministrazione di sangue, sono i più difficili da recuperare.

La "Gift of Life" riuscì a venire incontro ai desideri della famiglia. I riceventi adatti per i reni ed il fegato furono identificati attraverso il sistema informatico dell'*United Network for Organ Sharing*, che mostra i candidati in lista d'attesa. Anche le cornee furono donate.

Vedendo i benefici che aveva portato, Sue cominciò una campagna per la donazione dopo la morte cardiaca, chiedendo ad ospedali e organizzazioni per la donazione di rivedere le procedure per disporre di quante più possibilità per i trapianti.

Con il tempo fu aiutata dalla maggiore volontà delle famiglie di considerare la decisione di staccare le macchine.

Rimuovere i supporti che tengono in vita è ormai routine fatta in tutti gli ospedali degli Stati Uniti, per coloro che hanno traumi che non possono essere recuperati in alcun modo, sia venga considerata la donazione degli organi oppure no.

La campagna è divenuta il nucleo di un programma della "Gift of Life" che ha portato a 300 donatori, per un totale di 600 organi trapiantati. L'associazione ha anche aiutato altre organizzazioni negli Stati Uniti in questo tipo di donazioni. Dice l'amministratore delegato Howard Nathan: "Una volta non si faceva. Ora è un elemento di routine del nostro programma. E' cominciato tutto grazie alla determinazione di Sue."

Il Trapiantato Di Polmoni
Che Corse La Maratona

Sei anni fa, i polmoni di Len Geiger erano messi così male che non poteva camminare e parlare nello stesso momento. Tre anni fa ha completato una maratona. E lo ha fatto fianco a fianco con il padre della ragazza che gli ha salvato la vita.

Tra i venti ed i trenta, Len, responsabile area delle vendite di una società farmaceutica, dava la colpa della mancanza di fiato al pacchetto di sigarette che era solito fumare ogni giorno. Se non quello era la mancanza di esercizio, diceva a se stesso, prendendo nota mentalmente di fare qualcosa a riguardo, un giorno di quelli.

Attacchi periodici di bronchite lo obbligarono a consultare un dottore, che gli diede un espettorante, antibiotici e il consiglio di andarsene a casa a letto. Ma nulla di questo gli portò altro che benefici temporanei.

Il punto di svolta arrivò il giorno del suo compleanno quando, dopo il pranzo con i genitori, non riuscì ad attraversare il parcheggio per arrivare alla loro macchina. "Eccomi lì, a 35 anni, di fronte a mio padre e mia madre, chino sulla macchina di uno sconosciuto ad ansimare in cerca di aria." Ha un fremito al ricordo.

Il mattino seguente il suo dottore, sconcertato com'era, mandò un campione di sangue ad analizzare per un male che credeva Len non avesse: enfisema genetico. Il test risultò positivo. Non c'era gioia nell'aver individuato finalmente la causa. "E' progressiva, irreversibile ed infine terminale," sentì dire al dottore. "Potremmo riuscire a rallentarla ma non a curarla."

I sintomi, infatti, peggiorarono. "Non solo non mi era mai piaciuto salire le scale, ora non ero in grado di farlo," dice Len. Anche per trascorrere una giornata normale, era costretto tutte le volte a portare con sé un contenitore di ossigeno liquido. Nel 1996, fu costretto a lasciare il lavoro e chiedere il sussidio di invalidità. Nel 1997, i suoi medici lo misero in lista d'attesa per un trapianto.

Nel frattempo, gli steroidi che prendeva per alleviare l'infiammazione dei polmoni, attaccarono le ossa delle anche. "Camminare, fare qualunque esercizio, era agonizzante." All'inizio del 2000, entrambe le anche furono sostituite. "Era una manna dal cielo se paragonato a come mi sentivo prima, sebbene fosse disagevole, ed imparai che non c'era possibilità che tornassi a correre correttamente."

I suoi polmoni intanto si stavano deteriorando. "C'era paura nel fare qualsiasi cosa, una sensazione di affogare boccheggiando in cerca d'aria. Avevo terrore anche di fare una cosa semplice come andare a vedere una partita di football: era talmente doloroso anche solo il camminare dalla macchina fino al mio posto a sedere. Mi vergognavo quando le persone mi guardavano ansimare come fossi un uomo anziano."

Otto anni passarono e, per lunghi periodi di tempo, Len aveva a malapena pensato al trapianto. "Sembrava così remoto e la difficoltà di quello che vivevo dominava i miei pensieri. Di tanto in tanto, comunque, mi colpiva quanto tutto ciò fosse pauroso."

Quindi una domenica pomeriggio, il suo cellulare suonò nella sua casa di Gainesville, in Georgia. Un'infermiera stava dicendo, "Abbiamo dei polmoni per lei." Poche ore dopo era nella sala operatoria del centro medico dell'Università della Virginia, a Charlottesville.

Sentì una voce dire "il dottore ha approvato i polmoni." Il mattino seguente si svegliò con quei polmoni dentro di lui. Quattro giorni dopo, camminava su un tapis-roulant alla velocità di 6 chilometri l'ora ed il fisioterapista dovette raccomandargli di rallentare.

"Riuscivo a malapena a credere alla differenza. Respirare era di nuovo bello. Prima, ogni respiro doveva forzosamente essere inalato e quindi buttato fuori con difficoltà. Ci sono volute settimane prima che riuscissi a rilassarmi ed abituarmi alla normalità di respirare di nuovo in maniera automatica."

Tutto sembrava indicare un completo ristabilimento. Ma meno di tre mesi dopo, era di nuovo al pronto soccorso – questa volta per un motivo completamente diverso. Volendo recuperare le forze il più velocemente possibile ed impossibilitato ancora a correre, si era comprato una mountain bike. Percorrendo un sentiero nel bosco ad alta velocità, la sua ruota anteriore era rimasta impigliata negli arbusti e lo aveva scaraventato oltre il manubrio, rompendogli la gamba in cinque punti. Il primo dottore che lo visitò gli disse "non so se potrà camminare di nuovo."

Nonostante ciò, i chirurghi dell'ospedale di Gainesville fecero più di quanto potesse sperare, allineando la gamba con una serie di placche di acciaio. Tutto sembrava andare bene quando, senza preavviso, smise improvvisamente di respirare. Fu rianimato, attaccato alle macchine e posto in coma farmacologico. Per tre settimane restò sospeso tra la vita e la morte. Alla fine ce la fece e recuperò gradualmente le forze per tornare a casa.

Ora aveva un'altra cosa in mente. Tutto ciò che conosceva del suo donatore era una fredda descrizione: una giovane donna. Per mesi provò a scrivere una lettera alla LifeNet Health, l'organizzazione della Virginia che si occupa di trapianti, per trasmetterla alla famiglia della donna. "Non riuscivo a mettere nulla su carta che mi soddisfacesse. Penso che il motivo fosse che stavo provando a raccontare tutta la mia storia e ad esprimere i miei sentimenti," spiega.

"Quindi un amico mi consigliò 'Digli semplicemente grazie'. E fu ciò che feci: un anno dopo il trapianto, scrissi una semplice lettera di una pagina che diceva quanto fossi loro grato." Tre mesi dopo ricevette una risposta ed una fotografia. La sua donatrice si chiamava Korinne Shroyer ed era di Lynchburg, Virginia, aveva 14 anni, giocava a calcio, ballava, cantava, faceva parte della banda della scuola e da grande sognava di diventare una modella. "Fu difficile per me venire a patti con il fatto che io ero vivo e una ragazza di talento e vivace come lei invece no."

I genitori di Korinne, Kristie e Kevin, e la loro figlia minore, Kolby, avevano dovuto trovare un modo ogni giorno per accettare una delle esperienze più terribili che si possano immaginare per una famiglia. Fino a pochi mesi prima della sua morte, Korinne era stata una figlia felice, estroversa. Ma aveva cominciato ad avere sbalzi d'umore – molto felice a volte, profondamente depressa altre. Raccontò ai genitori quanto anche lei fosse confusa dal cambiamento. "Eravamo preoccupati che potesse essere qualcosa più dei normali tormenti adolescenziali, così la portammo da un dottore, che suggerì un anti depressivo," Kevin, il padre, dice. "Dieci giorni dopo si suicidò sparandosi."

Rimase in coma per sei giorni. Ma i dottori dissero subito che aveva il 10% di possibilità di sopravvivere. "Dopo due giorni, Kristie ed io decidemmo di sederci e decidere cosa avremmo fatto se non ce l'avesse fatta," ricorda. "Fu molto semplice per noi stabilire che doveva essere una donatrice. Sapevamo entrambi che se fosse stata in grado di risvegliarsi, avrebbe detto 'Mamma, papà, questo è quello che voglio voi facciate.' Era questo tipo di persona. Naturalmente non smettemmo mai di sperare che si riprendesse. Ma se doveva morire, volevamo che non fosse invano."

Kevin ancora non riesce ad abituarsi al pensiero che non la vedrà laurearsi al college, avere dei figli, o che tutte le sue foto si sono fermate all'età di 14 anni. Ma cinque persone furono salvate con i suoi organi ed il dolore provato da molti altri è stato ridotto dalle cornee di Korinne, le sue ossa e la pelle. Uno dei riceventi scrisse una lettera di ringraziamento senza firmarsi, ed a parte Len Geiger non hanno avuto notizie da nessun altro. Nonostante ciò, ha prodotto risultati che nessuno di loro avrebbe mai previsto.

Le due famiglie si accordarono per incontrarsi, facendolo di fronte alle telecamere per portare attenzione sulla trasformazione che può risultare dalla donazione degli organi. Kevin, investigatore per il difensore civico di Lynchburg, è un appassionato corridore. I due uomini, entrambi nel mezzo dei quarant'anni, stabilirono di partecipare alla corsa di 8 chilometri organizzata ogni anno insieme alla maratona dalla LifeNet.

Nel Novembre del 2003, 15 mesi dopo la frattura alla gamba, e con le anche in titanio e ceramica che impedivano una vera e propria corsa, Len saltellò, camminò veloce e combatté per tutti gli otto chilometri con Kevin al suo fianco per ogni passo del percorso. "Credo Len volesse provare a tutti, incluso se stesso, che con il giusto allenamento era in grado di fare ogni cosa come una persona in forma, in salute," dice Kevin.

La pubblicità per la donazione che ne scaturì li rallegrò molto e rimasero d'accordo di rifarlo un anno dopo. Con il tempo, Len cominciò a pensare che rifare la stessa cosa sarebbe stato deludente. Chiamò Kevin e disse: "Corriamo la maratona invece."

Sebbene da allora Len avesse corso in gare di triathlon e due mezze maratone, Kevin era preoccupato che questa potesse essere una sfida troppo grande. "E' il doppio della distanza che tu abbia mai corso tutto insieme," gli fece notare. "Ricordati come eri sofferente alla fine di quella prima mezza maratona." Ma stava sprecando il fiato.

Nel Novembre del 2004, gettando avanti prima una gamba, poi l'altra, strisciandola da dietro, in quello che lui chiama "camminare di forza," ma che deve essere uno dei modi più sgraziati mai visti nella storia della corsa dal 490 a.c., Len, con Kevin al suo fianco, cominciò una corsa che va oltre l'immaginazione anche di molte persone in salute.

Dover rallentare il suo passo era complicato anche per Kevin. "Non potevo distendere le gambe nel mio modo consueto. Di tanto in tanto correvo avanti per un paio di isolati e quindi tornavo indietro da lui. Ma per la maggior parte del tempo siamo rimasti affiancati. E' stata una forte emozione per entrambi.

"Quando abbiamo raggiunto il ventottesimo chilometro era in forte difficoltà. Lo guardavo forzare se stesso ed infine gli dissi 'Guarda, Len, che se ti fa così male possiamo fermarci e farci aiutare. Hai già fatto più di quanto chiunque potesse mai immaginare.' Non volle ascoltare. Prese un paio di compresse antinfiammatorie dopodiché smise di lamentarsi."

Alla fine, i due uomini attraversarono la linea d'arrivo, mano nella mano, a braccia alzate, in 6 ore 25 minuti e 17 secondi. Ancora una volta la pubblicità per la donazione degli organi fu lusinghiera, inclusa la copertura di alcuni network televisivi.

"Fu terribilmente doloroso," ricorda Len, "e non credo che lo rifarò di nuovo. Ma l'ho fatto, e l'ho fatto per una buona ragione. Tutto ciò è stato possibile non solo perché i genitori di Korinne hanno donato i suoi organi, ma anche perché hanno avuto la generosità di essermi amici."

In cambio, quando i Geiger hanno avuto una figlia, l'hanno chiamata Ava Corinne.

Quanto a Kevin, dice che ha assaporato ogni singolo istante. "E' stato quanto di più vicino potrò mai essere a correre con mia figlia."

Il Chirurgo Dei Trapianti Che Ebbe Bisogno Di Un Trapianto

Il Dottor Daniel Hayes, direttore del centro trapianti al Carolina Medical Center di Charlotte, North Carolina, ama il suo lavoro. In più di 20 anni, ha fatto qualcosa come 900 trapianti di rene, fegato e pancreas. E' ancora impressionato quando guarda un paziente in sala operatoria e vede solo uno spazio vuoto dove dovrebbe esserci un fegato, ed emozionato quando un fegato donato, freddo, pallido e svuotato del sangue, è posto in quello spazio e pochi minuti dopo inizia a funzionare.

O quando un pancreas è stato appena impiantato in un diabetico, che dipendeva dalle iniezioni d'insulina per sopravvivere, e l'anestesista annuncia pacatamente "Sta facendo insulina." E' un lavoro tecnicamente certosino, che richiede grande attenzione ai dettagli. "Alcuni dei vasi che dobbiamo cucire sono piccoli e, se non lo facciamo bene, il sangue fuoriesce ovunque," dice.

"Bisogna prestare molta attenzione anche quando si rimuove un organo. Il fegato è sempre malato, a volte gonfio e sformato. I normali parametri della coagulazione del sangue non si applicano in questi casi. Molti pazienti hanno avuto altri precedenti interventi, così ci sono molte cicatrici a cui prestare attenzione. Un errore a questo punto potrebbe essere disastroso."

Così, Hayes, rimase sconvolto professionalmente, tanto quanto personalmente, quando nel 2000, all'età di 45 anni, la sua vista cominciò improvvisamente a deteriorarsi. "A 16 anni mi era stato diagnosticato un lieve caso di cheratocono, una condizione in cui, non presentando la cornea una curvatura liscia, la luce non arriva perfettamente alla retina. Per i 30 anni seguenti, usare gli occhiali aveva tenuto a bada il problema. Ora invece la forma delle mie cornee stava cambiando bruscamente."

"Iniziai ad indossare lenti a contatto dure, l'unico tipo che corregge il cheratocono, quindi, con il progredire della malattia, ebbi bisogno tutte le volte di usare contemporaneamente lenti ed occhiali. Ma anche questo non fu sufficiente. In pochi mesi passai da una visione imperfetta ad una seriamente compromessa. Gli oggetti, anche a pochi metri di distanza, erano sfocati e non riuscivo a vedere nulla in lontananza."

Per tutto questo tempo, comunque, continuò ad eseguire trapianti che potevano durare anche otto ore. "Fortunatamente riuscivo a vedere benissimo da vicino e, con gli strumenti telescopici che usiamo, sono stato in grado di fare dozzine di trapianti."

"Ma le lenti a contatto dure cominciavano ad irritarmi gli occhi. Sapendo di dover fare un'operazione, tornavo a casa presto il pomeriggio del giorno prima e le toglievo. Quando sapevo che sarei stato di servizio a lungo, facevo la stessa cosa. Potevo vivere in questo modo, ma ero preoccupato dal fatto che poteva passare poco tempo, prima che non riuscissi del tutto ad indossare le lenti. E senza le lenti a contatto, ero a malapena in grado di distinguere qualcosa."

Il tempo di avere un trapianto era arrivato. Nel Novembre del 2003, gli fu messa una nuova cornea all'occhio destro. Aspettò nove mesi per una guarigione completa e quindi ricevette una cornea per l'occhio sinistro. Già prima della seconda operazione, iniziò a fare trapianti. "Ero euforico al pensiero di tornare in sala operatoria," racconta. "Ero già in grado di vedere molto meglio."

Ma fu solo dopo la seconda operazione che arrivò ad un livello che non aveva mai conosciuto. "Per la prima volta da quando ero bambino, avevo una vista perfetta. Potevo guidare di notte senza preoccuparmi di dover prestare un'attenzione spasmodica alla segnaletica stradale. Potevo andare a pesca, giocare a golf, ed andare sugli sci d'acqua – cose che erano state in naftalina per anni. E, naturalmente, potevo svolgere il mio lavoro."

"Quando le persone pensano ai trapianti, di solito lo fanno pensando alle vite salvate grazie agli organi principali. Facendo questo tipo di lavoro, è quello che normalmente penso anch'io. Ma anche la donazione dei tessuti può clamorosamente migliorare le vite."

Il "Piccolo" Di Famiglia
Salva Quattro Persone

Poco prima dell'una del mattino della Festa della Mamma del 2000, Jessie e Frank Ginoza, entrambi in pensione, trasalirono al suono del telefono nella loro casa di Honolulu. Era un amico di Steven, il loro figlio di 28 anni, che capace a malapena di parlare riferì che Steven era ricoverato al pronto soccorso del Queen's Medical Center per un grave trauma alla testa. Frank si precipitò sul posto, mentre Jessie, seppur dilaniata dalla paura, dovette rimanere a casa per badare ai tre nipotini che si trovavano da loro in quei giorni.

Quando Frank arrivò, le notizie erano peggiori di quanto potesse immaginare. Steven, che stava festeggiando con gli amici dopo l'ultima partita di pallavolo della stagione, era salito sulla ringhiera delle scale mobili del centro commerciale di Ala Moana ed era caduto da un'altezza di 6 metri. Fu subito chiaro che non ci si aspettava sopravvivesse.

La notizia si era diffusa rapidamente ed una ventina d'amici era già in ospedale.

Frank si recò a casa per informare Jessie, quindi tornò di nuovo in ospedale. "Sentivo che dovevo stargli vicino," dice. "Mi dava un pizzico di speranza." Ben presto però, la speranza si dileguò e fu dichiarata la morte cerebrale del ragazzo. Per allora, Jessie aveva fatto in modo che qualcuno si occupasse dei nipotini ed era andata anche lei in ospedale.

Un coordinatore del centro trapianti delle Hawaii andò a chiedergli se avevano considerato la possibilità di donare gli organi.

"Ero sicura che era quello che avrebbe desiderato. Era nel programma dei donatori di midollo osseo e spesso donava il sangue," racconta Jessie. "La cosa più dura era che le sue sorelle erano fuori. Steven era il piccolo di casa e, in un certo qual modo, era il loro piccolo tanto quanto il nostro. Ed ora non sarebbero riuscite a vederlo un'ultima volta."

"Una delle amiche che era venuta con me era allibita. 'Come possono essere così insensibili da avvicinarti con tale richiesta, quando sei così addolorata? Come possono solo aver pensato di chiedertelo?' Ricordo che piansi molto e provai a spiegarglielo."

A Frank e Jessie, che erano rimasti in ospedale, venne detto che il corpo di Steven aveva bisogno di essere stabilizzato perché i suoi organi potessero essere trapiantati. Ancora oggi, con un sorriso triste, Frank ricorda come, mentre prima pregava che suo figlio si salvasse e tornasse a casa, le sue speranze fossero ora invece riposte solo nel permettere che la donazione potesse avvenire. I genitori di Steven rimasero con lui fin quando, stabilizzato, fu portato in sala operatoria dove i suoi organi furono espiantati. Quindi, in serata, guidarono fino a casa dove, la stanza del loro figlio era stata a malapena toccata.

In qualche momento di quel lungo giorno, l'amica di Jessie la prese in disparte. "Non avevo capito quanto velocemente dovesse essere fatto e quante persone potevano essere aiutate," disse. "Ho imparato una lezione importante oggi."

Al funerale a cui parteciparono 800 persone, inclusi gli insegnanti di Steven dalle elementari in poi, il pastore Metodista del suo college disse che Steven era stato un ponte tra se stesso e gli altri studenti. E' un'immagine che Frank e Jessie vedono come il simbolo della sua vita e della sua morte.

Le vite di quattro persone furono salvate. Uno dei destinatari è il coordinatore capo del programma educativo del trapianto d'organi e tessuti delle minoranze, che lavora principalmente con la popolazione d'origine Filippina delle Hawaii. Le famiglie dei riceventi sono cresciute. Come ospiti d'onore i Ginoza hanno preso parte a primi compleanni e feste di laurea di famiglie che non avevano mai conosciuto prima. Come dice Jessie, "La donazione di Steven ha avuto molteplici effetti ben oltre quanto avremmo potuto aspettarci."

Trapiantato Di Fegato Vince Una Medaglia Olimpica

Chris Klug si trovava in cima ad una pista impervia, ghiacciata, sbattuta dal vento, sulle montagne attorno a Park City, nello Utah, pronto ad affrontare la sua più grande sfida come snowboarder. Nella prima manche per la medaglia di bronzo nel parallelo dello slalom gigante delle Olimpiadi Invernali del 2002, era a quattro decimi di secondo dal suo rivale, il Francese Nicolas Huet. Ora la seconda e decisiva manche stava per iniziare.

Gli ultimi minuti erano stati scoraggianti. Durante la prima manche, una fibbia dello scarpone si era spezzata e tutti gli sforzi dei tecnici per ripararla erano stati vani. "Il mio piede era allentato nello scarpone. Non potevo far pressione a mio piacimento o 'sentire' la neve," ricorda. "Per un pezzetto di plastica di 50 centesimi rischio di perdere questa corsa, pensai. Quindi, quando mancavano pochi istanti alla gara, il coach frugò nella sua borsa e tirò fuori un morsetto per tubi. Non potevo crederci. Lo fissò sullo scarpone, diede un giro finale, aggiunse qualche girò di nastro adesivo e disse 'Questo funzionerà. In bocca al lupo, Chris.'"

Lo starter stava guardando il suo orologio quando Chris si presentò alla partenza e "bang," erano fuori, scendendo a 60 km l'ora lungo una discesa di 35 gradi su una tavola di 2 metri per 25 centimetri. A metà tracciato ed in testa, sentì un sorriso crescere sul suo volto. "Ho in pugno questa gara," pensò, quindi rimosse immediatamente il pensiero. "Concentrato, rimani concentrato," si disse. "Non è ancora tempo di festeggiare."

Quarantacinque secondi dopo passò il traguardo e fu inghiottito da un mare di fan entusiasti. Aveva il bronzo. Ma più di quello, era diventato il primo medagliato Olimpico della storia ad aver avuto un trapianto d'organo.

C'era voluto molto per arrivare a quel punto. Cresciuto sulle montagne del Colorado e dell'Oregon, aveva iniziato ad andare sugli sci quasi nello stesso momento in cui aveva imparato a camminare ed il sogno Olimpico sembrava la fantasia di un bambino. Quando compì dieci anni scoprì lo snowboard. "Quella fu la fine della mia carriera come sciatore," dice. "Ero stato preso all'amo."

All'inizio era uno sport ai margini: non esistevano competizioni di un certo livello, nessun circuito e nessun'intenzione di farlo diventare un evento Olimpico. Ma negli anni che seguirono le cose cambiarono e Chris, un talento naturale, cominciò a farsi strada nella dura scala della competizione. Terminato il liceo si ritrovò subito nel circuito della Coppa del Mondo, allenandosi costantemente e disputando gare in tutto il mondo nei weekend. Per allora, lo snowboard stava cominciando ad essere seriamente considerato per essere inserito fra gli sport olimpici.

Quindi arrivò la prima nube nel suo cielo brillante. "Nel 1991, quando avevo 22 anni, feci degli esami di routine ed i valori degli enzimi del fegato vennero fuori stranamente alti. Ero sconcertato. Mi sentivo benissimo. Il mio primo pensiero fu che chiunque avesse fatto il test non ci capiva nulla."

"Ma durante l'anno, dopo un miliardo di analisi del sangue, biopsie e consultazioni, venne fuori che invece ci capiva. Avevo qualcosa chiamata 'colangite primaria sclerotica', che scoprii essere una malattia che cicatrizza costantemente i dotti biliari, stringendoli ed infine chiudendoli."

"Per tutto il tempo, in ogni modo, facevo gare di Coppa del Mondo, viaggiando in Europa ed in Asia, vivendo il mio sogno. Ancora non prendevo sul serio i sintomi, nemmeno quando uno dei dottori mi disse 'Un giorno avrai bisogno di un trapianto. Potrebbe essere tra un anno o venti. Ma un giorno sarà necessario'. Ok, pensai. Allora tornerò fra vent'anni e per allora probabilmente avranno trovato qualcos'altro. Così continuai ad allenarmi, a gareggiare ed ad accumulare titoli nazionali. Mi era impossibile immaginarmi come una persona malata."

Per i suoi dottori invece la situazione era abbastanza seria da fargli valutare un trapianto di fegato. Per il tempo in cui rimase in lista d'attesa dovette ricevere una medicazione ogni anno per aprire i condotti biliari. Ma per lui rimaneva più un diversivo irritante che una parte importante della sua vita, visto che stava preparandosi per la sua prima Olimpiade, Nagano 1998, in Giappone.

"Feci un buon debutto lì. Dopo la prima manche ero secondo. Era nelle mie mani. Ma la seconda manche non fu abbastanza buona e finii sesto. Fu una grande delusione. Da quel momento ebbi in mente solo il 2002."

"Lo snowboard è uno sport unico. Devi avere tantissime doti diverse – forza, resistenza, coordinazione – e devi allenarti regolarmente per rimanere al top. Così, oltre allo snowboard, andavo in mountain bike sui sentieri attorno ad Aspen, facevo pratica sullo skateboard ed allenamenti in palestra. A volte mi prendevo un'infezione e dovevo ricorrere agli antibiotici, ma non era nulla al di fuori dell'ordinario."

Nel 2000, sette anni dopo che gli era stato annunciato che avrebbe avuto bisogno di un trapianto e sei da quando era stato messo in lista d'attesa, era di nuovo campione nazionale degli Stati Uniti.

Solo pochi mesi, però, e la situazione cambiò radicalmente. Mentre si rilassava dopo la vincita del titolo, cominciò a soffrire di un attacco di quella che sembrava influenza, ma che non voleva andar via. "Una notte mi svegliai come se qualcuno avesse infilato un pugnale lì dove si trova il fegato. Mi spaventai e mi resi conto che il momento era arrivato."

All'ospedale dell'Università del Colorado, a Denver, l'urgenza della situazione fu confermata. I dotti biliari erano così chiusi che il medico riuscì a riaprirli, anche temporaneamente, con difficoltà. "Dissero che avevo immediatamente bisogno di un trapianto. La lista d'attesa diceva che sarebbero stati necessari almeno tre o quattro mesi. Ma nessuno sapeva se avrei resistito tanto a lungo."

"All'inizio provai a rimanere in forma ed a non perdere troppo peso. Andai in bicicletta, lavorai in palestra e mangiai parecchio. Ma in poche settimane non riuscii più a farlo. Diminuii gradualmente, quindi sempre più, fino a che dopo una partita a golf tornai a casa completamente esausto e dovetti rimanere sdraiato per il resto della giornata."

"Fu la cosa più difficile che abbia mai affrontato. Per la prima volta nella vita, sentivo che la mia salute non era più nelle mie mani. Ti rendi conto che non hai controllo sul futuro, sei solo in attesa. Quando mi guardavo allo specchio potevo vedere un uomo anziano, di colorito giallognolo e debole. Dopo due mesi stavo iniziando ad abbandonare ogni speranza." Alla fine, nel Luglio del 2000, la chiamata arrivò. La famiglia di Chris e la sua ragazza, Missy April, volarono con lui fino all'ospedale di Denver. "In quei momenti stavo combattendo per la vita," dice.

Ma la mattina seguente, l'operazione andò liscia come l'olio. Dopo tre settimane, svolgeva già qualche esercizio leggero e dopo sette era tornato ad allenarsi con la squadra Americana. Sei mesi dopo il trapianto vinse una gara di Coppa del Mondo.

Da allora, ha tagliato la dose giornaliera di immunosoppressori da quattro milligrammi ad uno e non ha mai avuto un episodio di rigetto o infezione. Dice che ora ascolta il suo corpo molto più di quanto non fosse solito fare, ha cura di non strafare. "Ma a parte questo, sono più in salute e più forte che mai."

Ha creato la Fondazione Chris Klug che, fra le altre cose, diffonde la conoscenza della donazione degli organi nelle scuole e nei college, attraverso un programma chiamato "Donor Dudes", negli sport che ama di più: surf, skateboard e snowboard. Ma più di tutto, con la sua storia, ha provato a centinaia di migliaia di persone che il trapianto può restituire la vita al massimo della forma.

Infermiera Disperde I Miti Sui Trapianti

Sebbene Charlette Thompson si sia presa cura dei pazienti cardiopatici dell'unità di terapia intensiva dell'ospedale di Lexington, in Kentucky, fin dagli anni '80, non è mai riuscita ad abituarsi alla morte improvvisa. Dopo tutti questi anni, c'è turbamento nella sua voce, quando prova a parlarne. "Ti guardano, ti parlano, ed un secondo dopo, proprio giusto un secondo, se ne sono andati."

Charlette lavora nell'unità di terapia intensiva per scelta. "Volevo prendermi cura dei pazienti più gravi," dice. "Ma assistere a così tante morti mi ha portato a voler fare qualcosa di più che dare conforto al morente."

In quel periodo, il Kentucky Organ Donor Affiliates (KODA), stava cercando delle infermiere, in special modo Afro-Americane come

Charlette, per fare volontariato al di fuori del lavoro, per aiutare ad aumentare il tasso di donazione degli organi in una regione in cui, anche per gli standard dell'epoca, era molto basso.

"Riuscivo a capire quanto potesse essere difficile," dice. "La maggior parte delle persone a quel tempo, nere o bianche che fossero, non sapevano quasi nulla della donazione degli organi e coloro che sapevano qualcosa ne erano spaventati. Alcuni pensavano di aver bisogno che tutte le parti del loro corpo fossero intatte per andare in Paradiso. Molti dichiaravano, 'Se acconsento sulla patente a firmare per la donazione, non proveranno neanche a salvarmi.'"

"Spesso qualcuno mi diceva, 'Non serve a nulla farlo, tanto non funziona comunque.' Le persone di colore facevano un mix di tutto. 'Tutti quegli organi vanno ai bianchi,' affermavano. Per aggiungere: 'La mia Chiesa è contro.'"

Devota frequentatrice della sua Chiesa per tutta la vita, lei sapeva che non era così e decise di prendere il toro per le corna. "L'unico modo di raggiungere i neri in gran numero era attraverso le Chiese," dice. Cominciò a contattare i Pastori dell'area ed a chiedere loro di concedergli 10 minuti per parlare. Cominciò a disperdere i miti che circondano i trapianti.

"Quando andavo le prime volte, chiedevo quante persone conoscessero qualcosa sui trapianti. Quasi sempre la risposta era 'nessuna'. E quando chiedevo chi era favorevole, la risposta era la stessa. Così, cominciai a parlare di quanti neri erano in punto di morte a causa della scarsità di organi. Facevo notare che la loro Chiesa era favorevole. Gli parlavo di coloro che conoscevo e che erano vivi grazie ad un trapianto. In quei pochi minuti, le persone annuivano e alla fine, quando rifacevo la domanda, quasi tutti sostenevano di essere d'accordo."

Ma Charlette sapeva che c'era molto lavoro da fare se si voleva andare oltre le buone intenzioni. Incoraggiò il KODA a preparare più persone fra le minoranze etniche, parlò ai forum, lavorò ad opuscoli per le minoranze ed aiutò a creare una task force di Afro-Americani sulla donazione per aiutare a diffondere il messaggio sulla scarsità degli organi.

Nel 1995, contattò il Dottor Clive Callender, uno dei pochi chirurghi Afro-Americani dei trapianti in tutti gli Stati Uniti e gli chiese di parlare alla Chiesa più grande dell'area, la Chiesa Battista Shiloh. La sua visita fu elettrizzante. "Le persone andavano via dicendo 'I trapianti funzionano e possono aiutare i neri'. Fu ascoltare le parole di un famoso chirurgo che faceva queste operazioni ed era nero lui stesso ad aprire le loro menti."

Le fu spesso chiesto di fare volontariato per parlare con coloro che avevano appena perso qualcuno per vedere se volevano donare gli organi. "Quando mi recavo in un ospedale dove tutta la famiglia era riunita, c'era un'atmosfera spesso caotica. Con tutte quelle persone era difficile trovare un punto d'incontro. Alcuni erano arrabbiati con me. 'Perché viene ora?' chiedevano a volte, non sapendo che doveva essere fatto subito o non c'erano più possibilità."

"Spesso si trattava di giovani che erano morti in un incidente stradale o a volte in una sparatoria. Dicevo 'Prima di fare ogni cosa, preghiamo insieme'. Volevo calmarli un po'. Quindi chiedevo che persona fosse, se era generosa. Spesso rispondevano 'Oh, sì, sì, era proprio così. Aiutava sempre gli altri'. E proprio allora, senza che io dicessi nulla, si rendevano conto che il loro caro poteva ancora dare. Certe volte gli chiedevo se volevano intonare un inno e così cantavamo pacatamente tra noi, prima di parlare di donazione."

"Ci sono situazioni in cui una sola voce instilla dubbi in tutti gli altri. Allora provo a cercare la persona caratterialmente più forte della famiglia e mi assicuro che abbiano capito. Da quel punto in poi, non sai mai come possono andare le cose. Puoi andare lì, pensando che siano i membri più anziani che sono contro, ma a volte è la nonna che fa vedere a tutti che donare è la cosa giusta da fare."

Di tutte le lettere mandate a Charlette dalle persone che hanno deciso di donare, dice che nessuna è stata negativa, di rimorso. "Anche quei membri della famiglia che avevano dei dubbi al momento, quando sanno della gioia che hanno portato alle famiglie che hanno ricevuto un organo, dicono 'Ora sono sicuro, questo è ciò che avrebbe voluto.'" Una collega che l'ha osservata in queste situazioni, spiega i suoi risultati con poche parole: "Mette tutti a proprio agio."

Quindi, sette anni fa, nella prima metà dei suoi quarant'anni, la sua vita attiva ha incontrato un ostacolo. Ha sviluppato un tumore al cervello e, dopo due operazioni, ha perso il 90% della vista. Dovette rinunciare a fare l'infermiera. Poteva leggere solo chiudendo un occhio ed usando una lente d'ingrandimento molto potente. Avere tutta quella conoscenza ed essere incapace di aiutare, l'ha profondamente addolorata. "Ho tenuto alcuni discorsi e sono andata a dei meeting di tanto in tanto. Ma non era abbastanza."

Quindi, un giorno, facendo appello alla sua fede, ha cominciato a scrivere un musical. "Sono stata una cantante di gospel per tutta la vita e facevo parte di un gruppo chiamato "Charlette's Web"[2], ma non avevo mai fatto nulla di simile prima d'allora." Lentamente e dolorosamente, sostenuta dal marito, Richard, e dalle due figlie adulte, scrisse "Fai attenzione alle pietre che tiri," su due amiche Afro-Americane, una delle quali ha bisogno di un trapianto. Andò in scena per la prima volta all'*Opera House* di Lexington e quindi al *Singletary Center for the Arts.*

---

[2]   Richiama con un gioco di parole un libro per bambini famoso nei paesi Anglosassoni, "Charlotte's Web," tradotto anche in Italiano con il titolo "La tela di Charlotte." N.d.T.

"Ha persuaso molto persone in tutta l'area," riporta Jenny Miller Jones, responsabile del reparto educativo al KODA. "Era tipico di lei che, trovandosi impossibilitata a salvare le vite in un modo, ne trovasse un altro."

A quel punto, anche la sua vita privata è diventata più facile. Con sua grande gioia, la sua vista è migliorata tanto da poter guidare di nuovo. E realizzando un desiderio di sempre, è stata ordinata ministro di culto.

I tessuti di un allenatore permettono ad altri di giocare lo sport che amava

Mike Craig, di Newark, Ohio, 51 anni, amava lo sport. Insegnante di scienze al liceo, 195 cm di altezza per 104 chili, era allenatore di basket, atletica e - la sua passione più grande - football americano, alla Johnstown High. Quasi ogni sera dell'anno scolastico la passava con i suoi studenti. I venerdì ed i sabato c'erano le gare e, le domeniche, l'analisi dei video.

Uno dei giocatori di football era suo figlio Chris, che giocava *quarterback* e *safety*. I due si vedevano moltissimo – in aula, sul campo e a casa. Nel Giugno del 2003, quando Chris si diplomò, fu Mike che gli consegnò il diploma ed un orgoglioso abbraccio.

Due settimane dopo, una domenica mattina, Mike salutò con parole affettuose sua moglie, Gail, e uscì fuori casa per riparare un problema con l'aria condizionata. Pochi minuti dopo, Gail sentì Mike che la chiamava, anche se così debolmente che quasi non riusciva a credere che si trattasse di lui. Aprì la porta, lo vide accovacciato, e capì che si era trascinato lì da dove stava lavorando.

Ricorda che urlò più e più volte "Mike, che succede, che succede?" Cercò a tentoni il telefono e chiamò il 911, quindi con l'operatore che la istruiva provò freneticamente a rianimarlo. "Era così grande e così rigido che riuscivo a stento a girarlo," racconta con un brivido. Era per terra, continuando a spingere sul suo petto quando l'ambulanza arrivò ed usò il defibrillatore.

La figlia di 16 anni, Molly, arrivò in quel momento con la sua migliore amica e tutte e tre osservarono la scena con crescente orrore. Nulla poteva salvarlo. Mike ricevette molti tentativi di rianimazione e solo la sua forza gli aveva permesso di sopravvivere un po' più a lungo in quegli istanti.

All'ospedale St. Ann di Westerville, 25 minuti dopo, un cappellano confermò a Gail che Mike era morto. Poco dopo, Gail parlò al telefono con un coordinatore dei trapianti della Lifeline dell'Ohio. Poiché il suo cuore aveva smesso di battere, non poteva donare i suoi organi, ma poteva, se lo desiderava, donare i tessuti.

Gail, una trascrittrice medica, sapeva molto della donazione degli organi. "Avevamo sempre messo 'sì' sulle nostre patenti. Ma non avevo idea di quali o quanti tessuti potessero usare. Il coordinatore dei trapianti allora disse, 'Sa, molti vengono usati per guarire infortuni sportivi' e fui sicura che questo era quanto avrebbe voluto." Acconsentì subito e gli occhi di Mike, le valvole cardiache, ossa, pelle, legamenti e tendini furono prelevati.

Nel frattempo il mondo di Gail diventò sempre più piccolo. Cinque settimane dopo la morte di Mike, Chris lasciò casa per il Wooster

College ed unirsi alla locale squadra di football, con la madre che iniziò a viaggiare per vederlo giocare, come aveva sempre fatto.

Ad una gara parlò ai genitori di un amico e compagno di squadra di Chris, Mike Vyrostek, che si era lesionato un legamento la settimana precedente. "Ha avuto altri tre infortuni prima, ed hanno usato tutto quello che potevano dei suoi tessuti," le dissero. Si sentivano in apprensione, poiché i dottori avevano deciso di usare il tessuto di un donatore deceduto. "Semplicemente non si sentivano a proprio agio," dice Gail.

S'interessò lei stessa alla cosa e quindi prese una decisione. Telefonò alla Lifeline e chiese se qualche tessuto di Mike era ancora disponibile. L'associazione non aveva mai lavorato su una donazione diretta prima d'allora, ma capirono quanto fosse importante per lei. Con una serie di telefonate scoprirono che parte dei tessuti era ancora conservata inutilizzata e fecero in modo che una parte fosse mandata in Ohio per essere usata per la gamba di Mike.

Quel frammento ha riparato la sua gamba così bene che il ragazzo afferma che è guarita meglio delle altre tre operazioni in cui era stato utilizzato il suo stesso tessuto. "Mike era molto vicino ai figli. Mi fa sentire meglio sapere che in ogni partita una piccola parte di lui è su un campo di football con Chris," dice Gail.

Anche Molly era andata al college ormai e la casa, fino a poco prima piena di esuberante confusione giovanile, diventò molto silenziosa.

Due anni dopo la morte di Mike, Whitney, l'amica che era con Molly quel giorno, rimase uccisa in un incidente stradale. Appena venne a saperlo, Gail andò a trovare la madre di Whitney, che le fece subito una domanda che le tolse il respiro: 'Ho bisogno che tu me lo dica. Faccio bene a donare i suoi tessuti? Non voglio che la facciano soffrire." Gail non ebbe il minimo dubbio. "Sì," disse, "E' quello che mi ha fatto andare avanti."

Il Cuore Di Una Parrocchiana Salva Il Suo Pastore

Il dolore che Padre Dalton Downs sentì nella parte alta dell'addome in piena notte era forte abbastanza da fargli cercare assistenza medica. Le analisi dimostrarono che non era né ulcera né ernia iatale e non sembrava esserci nulla che non andasse. Per un uomo che non ha aveva avuto alcuna malattia di rilievo in tutta la vita e che era il Pastore della Chiesa Episcopale di St. Timothy, nella parte sud est di Washington D.C., l'unico consiglio che sembrava potesse essergli utile era "mangi meno i cibi piccanti che le piacciono tanto."

Alla fine del Gennaio del 1994, comunque, i sintomi, come la forte sudorazione, mal di testa e mancanza di fiato cominciarono ad apparire anche durante il giorno. Sua moglie, Ana Jo, lo considerò un avvertimento e, tra le proteste di suo marito, chiamò il 911. "Quando arrivai in ospedale mi trattarono come fossi nel mezzo di un attacco di cuore. Ero attonito," ricorda.

"Quattro giorni dopo, i risultati di tutte le analisi erano pronti ed erano negativi – per inciso, dicevano che non avevo avuto un attacco di cuore. Finora si era fatto un gran baccano solo per uno stomaco in subbuglio."

Fu rimandato da un cardiologo che, non vedendo alcun problema nel cuore, raccomandò un sonogramma. A pochi minuti dalla fine dell'esame, Dalton fu scioccato di trovare la sua stanza improvvisamente piena di dottori ed infermiere. "Ecco il problema: trasposizione delle arterie principali," sentì dire ad uno di loro. "E dici che ha 58 anni?" replicò un altro. "Non dovrebbe essere ancora vivo."

Venne fuori che, nonostante la sua vita attiva, aveva convissuto con un cuore deformato. "Da oggi deve rinunciare all'85% delle cose che fa," gli fu detto. "Ha un lavoro stressante che porta da una crisi all'altra. Deve rinunciare alle attività sportive: niente più tennis, calcio o immersioni con le bombole."

Ulteriori test portarono il tipo di annuncio che tutti i pazienti temono.

"Ho cattive notizie per lei," gli disse il capo cardiologo. "Il suo cuore è così a pezzi che non so spiegarmi come faccia a camminare."

E c'era di peggio. "Non penso ci sia nulla che possiamo fare, eccetto darle qualche medicina per renderla il più possibile a suo agio."

Era in pratica una sentenza di morte.

Il Pastore ed Ana Jo rimasero ammutoliti, troppo abbattuti per parlare, finché alla lunga lui chiese, "Non c'è nulla che possiamo provare?" Il cardiologo fece una pausa poi rispose, "C'è una sola cosa. Possiamo vedere se è qualificato per un trapianto. Ma è un percorso lungo e la lista d'attesa si muove lentamente."

Nel giorno della Festa della Mamma, Padre Downs, che aveva preso un periodo sabbatico dal suo lavoro, salì sul pulpito della Chiesa di St. Timothy e raccontò la sua storia ad una congregazione in lacrime. "Non c'è nulla che possiate fare, eccetto pregare per me e la mia famiglia. Comunque c'è qualcosa che potete fare per aiutare gli altri come me. Condividete il dono dell'amore. Promuovete la donazione degli organi."

Alla fine della funzione, la prima persona che gli venne incontro dai banchi fu Dawn Alexander, un'amica di vecchia data che aveva in carico la gestione dell'asilo. Le lacrime le rigavano il volto mentre lo abbracciava. "Sento il tuo dolore" disse lei. "Volevo solo sapessi che se avessi due cuori te ne donerei uno proprio adesso."

Un anno passò senza segno del prezioso cuore. Il peso di Dalton era sceso da 80 a 51 chili. Una domenica mattina, mentre stava celebrando l'Eucaristia, arrivò un altro duro colpo: un messaggio urgente gli diceva di recarsi al Greater Southeast Community Hospital. Dawn Alexander, 38 anni, era in coma. Aveva un aneurisma cerebrale e non riacquistò più conoscenza.

Quella che avrebbe dovuto essere la scena conclusiva però, non lo fu. Mesi prima, senza che Dalton lo sapesse, Dawn aveva detto alla sua famiglia, "Se dovesse accadermi qualcosa e Padre Downs ha ancora bisogno di un cuore, voglio che abbia il mio." Dopo una breve discussione, furono d'accordo a rispettare il suo volere, sebbene apparisse come una possibilità molto remota.

Per due giorni, da quando Dawn si ammalò, fino alla fine, Dalton rimase accanto alla famiglia all'ospedale. Il pomeriggio del terzo giorno, ricevette una chiamata dal cardiologo dell'ospedale dell'Università di Georgetown, che disse: "La chiamo riguardo la signora della sua Parrocchia che è deceduta questa mattina. Sapeva che le ha donato il suo cuore?" Per lui fu una sorpresa ed il conflitto di emozioni – gratitudine mista a dolore, sollievo con angoscia – fu quasi insopportabile.

Poche ore dopo, all'ospedale, il dottore gli disse, "E' tutto a posto, ogni cosa combacia. Faremo il trapianto stasera."Per quanto ne sapeva, era il primo trapianto di cuore "diretto", al di fuori della stessa famiglia, al mondo. Nove giorni dopo fu dimesso.

I messaggi di sostegno lo inondarono. Tra questi ce n'era uno dell'Arcivescovo Desmond Tutu che lo chiamò dal Sud Africa due giorni dopo l'operazione e gli disse, "Non cerchi di parlare. Volevo solo farle sapere che stiamo diffondendo la sua storia alle nostre Chiese e chiedendo di pregare per lei. Questa storia è un potente messaggio di speranza."

La seconda domenica di Settembre del 1995, Padre Downs tornò sul pulpito della Parrocchia di St. Timothy. La Chiesa era stracolma – non solo della congregazione, ma amici ed anche televisioni e giornali. "C'era molta gioia e c'erano molte lacrime," ricorda.

"Durante il 'segno di pace', vidi Shae, la figlia di nove anni di Dawn, in lontananza. Venne correndo verso di me e mi disse, 'Padre Downs, pace a lei. Le voglio bene. Posso sentire il battito del cuore della mia mamma?' E nel silenzio del santuario, posò il suo orecchio sul mio petto. E' stato uno dei momenti più preziosi di tutta la mia vita."

Da allora la Chiesa di St. Timothy si è gettata nella campagna per sensibilizzare sulla donazione degli organi e dei tessuti. E' stata la prima Chiesa a diventare membro *del Programma educativo per la donazione di organi e tessuti delle minoranze (MOTTEP)*, il gruppo che promuove la consapevolezza della donazione tra le minoranze etniche.

Nato in Nicaragua e con forti legami con la popolazione Latina e di colore di Washington, Padre Downs parla a gruppi di tutti i tipi, promuovendo la donazione degli organi e dei tessuti, affrontando le loro paure e preoccupazioni. "Dio vi ha affidato la vostra vita," dice loro. "Vivete in una casa e quando non ne avete più bisogno ne date via delle parti a qualcun altro perché ripari la sua."

A 71 anni, dice di avere il tipo di problemi di salute "che vengono con l'età," ed aggiunge che, "il cuore lavora alla grande." Come il suo spirito.

Dopo 1000 Trapianti, Chirurgo Ancora "Incantato" Dai Risultati

Il giorno in cui, agli inizi della carriera, la Dottoressa Velma Scantlebury, ricevette un'offerta per lavorare nell'équipe del Dottor Tom Starzl, uno dei chirurghi più stimati nel campo dei trapianti, s'incamminò verso la sua macchina ed, assicuratasi che nessuno la vedesse, fece un salto facendo schioccare i talloni fra loro.

Prima donna Afro-Americana chirurgo dei trapianti, ed ora professoressa di Chirurgia e direttrice del centro trapianti all'Università di South Alabama, sente ancora lo stesso l'entusiasmo di quella volta riguardo il suo lavoro. Dopo aver eseguito più di 1000 operazioni di trapianto di rene, dice, "Sono ancora in soggezione, incantata – specialmente quando abbiamo appena messo un nuovo rene in un paziente che dipendeva dalle macchine della dialisi – quando vedo quel rene funzionare già prima di lasciare la sala operatoria."

"E' difficile descrivere l'eccitazione nel vedere qualcosa di semplice come un organo trapiantato che produce urina, una cosa che il corpo non era riuscito a fare da solo per anni. In pochi giorni, molto probabilmente, il paziente può già lasciare l'ospedale."

Il trattamento dei bambini comporta problematiche particolari. "Quando li vedo la prima volta, spesso non riescono a mangiare o a trattenere abbastanza sostanze da mettere su peso e crescere. Come la malattia prende il controllo del corpo è importante effettuare il trapianto prima che il cervello cominci a soffrire le conseguenze dell'organo malato." Poiché il rischio di ritardo nello sviluppo è alto in questi bambini, i pazienti pediatrici hanno la precedenza nel sistema di assegnazione.

Rimane frequentemente sorpresa da pazienti di tutte le età. "Quando tornano per un controllo, il cambiamento è radicale: la loro pelle è colorata, spesso sono tornati a lavoro e l'umore è alto. Quando si tratta di bambini, a volte non si riesce a riconoscere le creaturine fragili che erano entrate nell'ufficio un anno prima o poco più."

Pazienti che aveva incontrato come adolescenti o giovani adulti, spesso tornano con i loro figli. "Ti senti come una nonna per loro," dice.

Il periodo dei controlli ha le sue ricompense. "Abbiamo una relazione che dura nel tempo con loro. Alcuni chirurghi in altri campi incontrano i loro pazienti, fanno le operazioni e quindi si salutano salvo qualcosa vada storto. Nei trapianti, li controlli per il resto delle loro vite. Molto del lavoro è dato dal gestire le medicine che devono prendere per non avere effetti collaterali che, in alcuni casi, possono essere debilitanti tanto quanto la malattia originaria."

"Anche così, dobbiamo ricordarci che quest'organo è estraneo al loro corpo. Il nostro lavoro è impedire un rigetto acuto e cronico e far sì che il rene duri il più a lungo possibile. Altrimenti devono tornare in lista d'attesa."

La dottoressa Scantlebury presta un'attenzione particolare ai teenager. "Anni di malattia li hanno spesso resi più piccoli dei loro pari età e molto sensibili alle differenze. Vogliono essere come tutti gli altri. Se pensano che le medicine stiano distorcendo il loro aspetto fisico, c'è una grande tentazione a diminuire od eliminare il dosaggio prescritto. E' uno degli aspetti più complicati nell'avere a che fare con gli adolescenti."

Questo tipo d'interazione costruisce relazioni intense. "Cominciamo a conoscerci così bene l'un l'altro che i pazienti riescono a distinguere molto velocemente se ci sono nuove entrate nello staff medico od infermieristico che li segue dall'operazione. Dopo parecchi anni, anche se si sono trasferiti in altre zone, sentono di avere in noi una coperta di Linus. Possono sempre prendere il telefono e chiamarci."

Quanto alle operazioni, ognuna è differente, fa notare. "Un trapianto coinvolge così tanti giudizi che, quando esco dalla sala operatoria, mi sento svuotata mentalmente più che fisicamente."

La tempistica è fondamentale, così c'è sempre molta pressione per far sì che ogni cosa sia fatta come dovrebbe. "Le donazioni di rene da donatori viventi possono essere fissate con un certo grado di certezza, mentre quelle da donatori deceduti sono disponibili senza preavviso e normalmente arrivano all'aeroporto alla fine della giornata. Siamo sempre preoccupati se arriveranno qui in tempo o se combaceranno realmente con le caratteristiche che ci sono state date. Quindi gli organi devono essere esaminati per essere sicuri che siano adatti per il destinatario prescelto."

Anche così, qualcosa può andare storto. "A volte i pazienti non ci raccontano di aver avuto un'infezione o una trasfusione di sangue di recente, e così tutto il lavoro d'abbinamento che abbiamo fatto è invalidato. A volte il rene è più piccolo di quanto ci aspettassimo e non adatto all'uomo o alla donna grande che avevamo in mente. A volte è troppo danneggiato perché possiamo usarlo."

"Così, quando chiamiamo i pazienti per dir loro che c'è una corrispondenza, gli ricordiamo sempre che c'è la possibilità che il rene non sia adatto. Ma vengono qui con tante speranze che fa male al cuore a loro quanto a noi, quando dobbiamo comunicare che 'questo non va bene per lei.'"

Diversamente da quelli di fegato, sui quali la Dottoressa Scantlebury è stata formata all'inizio della carriera, i pazienti renali hanno l'alternativa della dialisi per mantenersi in vita. Ma è una vita complicata e dura, ed alcuni pazienti devono averci a che fare per dieci anni o più. "Queste macchine non sono buone quanto un rene che funziona naturalmente, così nel tempo c'è un accumulo di sostanze nel sangue. In alcuni casi, la maggior parte del sangue del paziente è al di fuori del corpo e con tutto quel fluido che entra ed esce ci possono essere parecchi problemi di pressione. Quando la sessione è terminata, molti pazienti riescono appena a tornare a casa e mettersi a letto."

"Non è sorprendente. La macchina ha appena tolto quattro chili di fluidi accumulati della sessione precedente. Alcuni pazienti riescono a continuare a lavorare a tempo pieno e sottoporsi a dialisi tre sere a settimana in clinica. Ma pochi lo fanno. La dialisi mantiene le persone in vita, ma comporta un prezzo alto da pagare."

Comunque, quando la vita è a rischio, le cose vengono viste nella giusta ottica. Scantlebury è ancora sorpresa che, quando qualche caso va male – con problemi multipli, un organo rigettato e con pazienti che devono trascorrere molto tempo in ospedale, molto spesso questi dicono, "So che, se fosse andato bene, il trapianto mi avrebbe cambiato la vita. Voglio provarci di nuovo."

Inghiottito Dal Fuoco, Salvato
Dalla Pelle Donata

Intorno alle 5, la sera del 21 Ottobre 1996, il dipartimento dei pompieri di Glendale, California, ricevette una chiamata urgente per provare a contenere un incendio divampato nella boscaglia di un canyon altamente infiammabile a Malibu, una zona circondata da parecchie centinaia d'abitazioni. Portarono l'equipaggiamento sul lato di una collina, estrassero i tubi, bagnarono il pendio e rimasero a guardare con circospezione un inferno di fuoco che sembrava allungarsi quasi fino all'oceano.

Quella volta, i venti soffiavano da terra e, dopo aver innaffiato le case e controllato che nessuno degli occupanti fosse rimasto indietro, i pompieri fecero i turni per assicurarsi che nessun focolaio soffiasse verso di loro. Dormirono per tutta la notte per strada, con i caschi come cuscini.

Tutto sembrava procedere per il meglio finché, all'una di notte, il vento cambiò improvvisamente direzione, puntando verso il luogo dove stazionava l'autopompa numero 24. "Il fuoco era giù nel canyon, sotto di noi, quando un'improvvisa folata di vento investì le fiamme. Prima che potessimo far schioccare le dita, era su di noi," ricorda Bill Jensen, uno del gruppo, che ha fatto parte del dipartimento per 28 anni. "Il nostro Capitano ci gridò di lasciar perdere i tubi ed andarcene. Non li chiudemmo neanche. Tutto quello che riuscimmo a vedere fu una solida barriera arancione di fiamme. Mi stese al suolo e mi fece sbattere contro un muro."

Quando le fiamme passarono, Bill si alzò in piedi e barcollò verso la strada. I suoi indumenti protettivi si erano disintegrati per l'intenso calore, aveva la pelle penzolante da quasi ogni parte del corpo ed era grottescamente gonfio. Aveva perso gli occhiali ed un guanto, la plastica sulla sua cinta si era mescolata al busto e le polveri della sua uniforme erano penetrate nelle bruciature. Più del 70% del suo corpo era ricoperto di ustioni di secondo e terzo grado. I paramedici lo bagnarono e lo portarono a circa un miglio di distanza dove un elicottero poteva atterrare. Fu trasportato al centro medico dell'Università di Los Angeles (UCLA), dove fu stabilizzato e quindi trasferito al centro per le ustioni Grossman, nella vicina Sherman Oaks.

A casa, sua moglie Sue stava guardando l'incendio in televisione. I reportage dicevano che sei pompieri erano rimasti feriti, incluso uno veterano da ventotto anni. "Capii subito che si trattava di lui," dice.

Al centro per ustionati, Bill fu posto in coma indotto dai farmaci per far sì che potesse essere curato. I dottori, gli fu detto tempo dopo, gli avevano dato dal 5 al 10% di possibilità di sopravvivere. "La chiave in questi casi è rimuovere la pelle morta il prima possibile, così da non permettere che si disperda e che il corpo la porti ai reni, ostruendoli. E' così che si possono perdere i pazienti," dice il Dottor Richard Grossman, direttore del centro.

"Rimuoviamo la pelle devitalizzata e copriamo l'area infiammata con pelle donata. Questo lenisce il dolore e tiene fuori i batteri che altrimenti crescerebbero e si moltiplicherebbero. Ed evita di dover cambiare i vestiti due volte al giorno, cosa molto dolorosa. In un'ustione più piccola, dopo cinque o sei giorni, rimuoviamo la pelle donata, prendiamo parti di pelle dal corpo del paziente e la mettiamo sulla base sterile," spiega.

"Con Bill era diverso. Con una tale estensione delle bruciature, dovevamo agire ogni cinque o sette giorni, rimuovere la vecchia pelle donata, togliere ogni tessuto devitalizzato che non avevamo levato e mettere altra pelle donata. Questo andò avanti finché non riuscimmo ad avere una base sterile e potemmo prendere la sua epidermide e collocarla. Tutta quella sottilissima pelle, che a prima vista sembra carta bagnata, divenne la sua nuova pelle, permettendogli di guarire ed evitare i batteri."

Ma niente era semplice in questo caso. "C'erano così pochi posti dove non si era ustionato, principalmente le piante dei piedi, il petto e sopra la testa, che avemmo bisogno di più pelle di donatori deceduti del solito. Lo facemmo ingannando il suo sistema immunitario, somministrandogli medicine anti-rigetto, così che il corpo non riconoscesse quella pelle come non sua."

E' tutt'altra cosa dalle semplici garze imbevute o le immersioni in antibiotico che i centri per ustionati usano di solito, sperando che la pelle si rigeneri naturalmente, o anche dalla pelle dei maiali che era ampiamente usata negli anni '70 come sostituto temporaneo della pelle donata. "La pelle del maiale è molto simile a quella umana. Ha salvato moltissime vite, ma era spesso rigettata in una settimana o dieci giorni.

Molte volte il chirurgo doveva rimpiazzarla con altra pelle di maiale finché la ferita era aperta," dice Grossman.

"Anche ora, la pelle umana, come il sangue donato, è sempre scarsa," aggiunge. "Per questo donare i tessuti è così vitale. Un donatore può aiutare tantissime persone. E' una dotazione multipla." In media, il suo centro da solo fa sei o sette operazioni al giorno su vittime d'ustioni.

Per il volto gravemente ustionato di Bill, Grossman usò uno strumento speciale, una levigatrice ad alta velocità che rimuove la pelle morta e liscia la superficie. "Fa 20000 giri al minuto, ma è incredibilmente gentile sulle aree trattate. Ovviamente non vogliamo fare nulla che aggiunga ulteriori danni." La pelle donata fu quindi stesa ed in seguito vennero fatti innesti con la sua pelle.

Alcune parti, come la fronte e le guance, erano così bruciate che dovettero essere tagliate via prima che potesse essere messa sopra la nuova pelle. In effetti, l'intero lato sinistro della sua faccia e la guancia destra erano nuove. Per Bill, la levigatrice fu una delle parti più dolorose dell'intero processo. Ma la pelle oggi appare liscia, la sua carnagione naturalmente florida è stata preservata ed è difficile per un osservatore casuale notare qualche anomalia.

La mano sinistra, talmente danneggiata da assomigliare ad uno scheletro, si presentò come la sfida maggiore. Con un processo che Bill ricorda ancora con impressione, il team medico fece due incisioni nella pelle attorno al suo stomaco, creando una tasca, quindi cucì la mano all'interno per mantenerla sterile. "Sembrava Napoleone," dice Grossman.

Lì dentro, il tessuto di granulazione cominciò a crescere sulle nocche e sulla punta delle dita. Tre settimane dopo, la tasca fu aperta ed un oggetto che Bill riconobbe a malapena fu estratto e coperto con pelle donata.

"Avevano ridotto la pelle alle dimensioni della mia mano, l'avevano suddivisa per dita e messa su. Quindi, passo dopo passo, appena potevano prendere un pezzo della mia pelle da qualche parte del corpo, ce la mettevano, prima un dito, poi l'altro."

"Non ha molta funzionalità con quella mano, ma è passabile, e fa tutta la differenza del mondo dall'essere amputata," commenta Grossman, che ha adattato una tecnica sperimentata durante la Battaglia d'Inghilterra, quando i piloti d'aereo rimanevano spesso terribilmente ustionati.

Complessivamente, Bill ha avuto più di 100 trasfusioni di sangue e grandi quantità d'innesti di pelle donata. "Parte era pelle marrone, altra gialla, altra nera," dice. "Devo la mia vita a tutto il mondo."

Dopo essere stato dimesso ha avuto ancora dei problemi. Sia i polmoni sia i reni avevano subìto dei danni ed è ancora oggi vulnerabile alla polmonite. "Ho dormito sulla mia poltrona reclinabile per quasi due anni perché non riuscivo a distendermi completamente. Anche ora la pelle è così sottile in alcuni punti che, se ci passo sopra qualcosa, può rompersi." Ma il suo umore è alto e sembra aver evitato i guai psicologici che affliggono molte persone che hanno sofferto di ustioni estese e profonde.

L'incidente di Malibu/Calabasas, come fu chiamato, ha reso famosi Bill e la sua squadra. Nessuna vita è andata persa e, delle centinaia di case a rischio, solo tre furono distrutte. Con il tempo, tutti i membri del suo gruppo sono tornati a lavoro. Ora, come membro del *Firefighters Quest For Burn Survivors* (organizzazione dei Vigili del Fuoco per i sopravvissuti alle ustioni), è un vigoroso sostenitore della donazione dei tessuti e delle misure di sicurezza contro le ustioni, specialmente per i bambini. "Bill è come un intero gruppo di infermieri che fa visite, fa molte cose e le fa in silenzio e fuori dalle luci della ribalta," commenta Grossman.

Per una vittima di ustioni, il suo desiderio più grande che risale a quando era in ospedale può sembrare bizzarro: sedersi vicino al suo camino. La sua conclusione è ugualmente sorprendente. "Questa è stata una delle cose migliori che mi siano mai capitate. Mi ha fatto rendere conto che ogni singola cosa della vita è importante. Non importa se piove o c'è il sole. Mi godo ogni minuto della giornata."

Équipe Dei Trapianti Affronta La Tragedia Di Un Bambino Durante Un Evento Che Ha Sconvolto Il Mondo

Alle 10 di sera del 10 Settembre 2001, Bruce Zalneraitis, allora direttore clinico della Life Alaska Donor Services, fu chiamato dall'Alaska Regional Hospital di Anchorage per aiutare in un tragico caso. Un ragazzino di 13 anni, Will Dean, si era appena sparato alla testa ed era probabile che sarebbe deceduto da un momento all'altro.

Quando Bruce arrivò, i medici del pronto soccorso stavano ancora somministrando al bambino, attraverso flebo in entrambe le braccia, grandi quantità di fluidi e di sangue per rimpiazzare quelli persi dalla ferita. Fu subito chiaro che in condizioni così instabili non solo non sarebbero riusciti a salvarlo, ma che avrebbero avuto difficoltà anche solo a far continuare a battere il cuore.

La madre ed il padre di Will, Jill e Tim, erano divorziati – ed all'epoca lei si trovava a Saipan, nelle isole Marianne Settentrionali, e dovette essere raggiunta per telefono - ma quando venne detto loro che il figlio era un potenziale candidato come donatore, entrambi si dissero favorevoli. Era qualcosa che avevano discusso quando erano ancora sposati. Sembrava giusto che un bambino conosciuto per la sua pazienza e gentilezza con i bambini piccoli e gli animali, potesse alla fine essere ancora d'aiuto agli altri.

Alle 2 e 30 del mattino nessuna attività cerebrale poteva essere rilevata e Will fu sottoposto a tutta quella serie di esami che servono ad evitare qualsiasi dubbio. Luci forti furono fatte brillare nei suoi occhi e spilli appuntiti furono usati per pizzicargli le braccia. Fu sottoposto al "test di apnea" e staccato dalla ventilazione artificiale per 10 minuti per vedere se era in grado di respirare spontaneamente. Non ci fu alcuna reazione a questi ed altri test ed alle 3 del mattino ne fu ufficialmente dichiarato il decesso.

Per le 5, Bruce aveva avvertito i colleghi del LifeCenter Northwest di Seattle, l'organizzazione che coordina i trapianti in Alaska, che potenzialmente c'erano sette organi e due cornee di un ragazzino di 63 chili con sangue 0 positivo. Il gruppo di Seattle entrò nel database dello *United Network for Organ Sharing* per abbinare gli organi ai candidati più bisognosi e con la compatibilità genetica migliore.

Una volta che gli organi furono assegnati, vennero fatte le telefonate per preparare i due aerei privati che sono sempre pronti al Boeing Field – uno degli aeroporti di Seattle - per portare i chirurghi all'ospedale del donatore. Le grandi distanze tra l'Alaska e ogni altro posto rendono la tempistica più cruciale che altrove. Per il fegato, i reni e il pancreas, le scadenze sono sempre una preoccupazione, ma per il cuore ed i polmoni, devono essere perfette. Il maltempo od un piccolo problema meccanico può mandare a monte la donazione e le speranze di qualcuno.

Ogni disposizione è incastrata per salvare anche pochi secondi. Mentre gli aerei sono in volo, portando i chirurghi, il team dei trapianti a terra li ragguaglia con le informazioni sul donatore. Quando sono sulla via del ritorno, i chirurghi informano il loro ospedale: "30 minuti all'uscita, 15 minuti all'uscita, siamo sull'ambulanza." Ancor prima di atterrare, colui che riceverà il cuore e quello che avrà i polmoni sono portati in sala operatoria – il torace è aperto e tutto viene preparato. Con le parole di Bruce, "il ricevente è già attaccato ad una pompa di bypass quando il chirurgo entra in sala portando il cuore con la borsa frigorifera."

Il giorno della donazione di Will, l'équipe di Anchorage stava facendo la sua parte, mantenendo la somministrazione di ossigeno e la pressione sanguigna e riducendo la dipendenza dai medicinali, per far sì che gli organi funzionassero il più naturalmente possibile. Ma intorno alle 5 furono interrotti da un'infermiera che entrò a riferire le cose terribili che erano accadute a New York.

Erano quattro ore avanti nella Costa Est degli Stati Uniti, a New York era la mattina dell'11 Settembre ed un aereo si era appena schiantato contro la torre nord del World Trade Center. Due ore dopo, arrivò a Bruce la notizia che la FAA, agendo su ordini militari, aveva imposto di tenere a terra tutti i voli civili degli Stati Uniti.

Il piano messo insieme con tanta celerità avrebbe dovuto essere interrotto e con esso la donazione stessa. Tra la confusione e l'incredulità di quel giorno, Bruce ricorda ancora il dolore particolare che provò sentendo quelle notizie. "Eravamo qui, assistendo all'enormità di una delle cose peggiori che siano mai accadute in questa Nazione, ma lottavamo, nel nostro piccolo, per creare un po' di bene dalla terribile perdita di un bambino," dice.

"Decidemmo che, anche se non potevamo trasferire gli organi di Will con l'aereo, avremmo almeno portato i suoi reni a Seattle con un furgone, essendo gli organi che durano di più fuori del corpo. Sono 3600 chilometri, ma avremmo salvato qualcuno."

Una serie frenetica di telefonate dall'Alaska e dal direttore della LifeCenter Northwest ed, alla fine, la FAA acconsentì ad una dispensa speciale per far volare il jet. Alle 6 del mattino, decollarono da Seattle in un cielo angosciosamente vuoto – il primo aereo civile, fu detto alla Life Alaska, a volare nello spazio aereo Statunitense da quella mattina.

Alle 21 e 15, i chirurghi erano nella sala operatoria di Anchorage. A mezzanotte e 22 minuti, fu messo il clampaggio incrociato ed il sangue di Will smise di scorrere. Pochi minuti dopo, il suo cuore ed i polmoni furono rimossi ed il primo team partì, mentre il secondo continuò il suo lavoro per prelevare gli altri organi.

Venti minuti dopo, la prima équipe di chirurghi era in volo e tutto procedeva perfettamente. Come si avvicinarono a Seattle nel buio della notte, gli aerei da caccia militari, che non erano apparentemente stati informati del permesso di volo, li intercettarono, declinarono di accettare le spiegazioni e li costrinsero ad atterrare a Bellingham, nello Stato di Washington, vicino al confine Canadese.

Furono subito circondati ma, con grande sollievo, riuscirono a far palesare velocemente la loro identità. A questo punto si presentò loro un'altro problema. Erano a 90 miglia dal centro medico dell'Università di Washington, e già pericolosamente vicini al momento in cui gli organi non sarebbero stati più utilizzabili. Descrivendo l'urgenza della situazione al comando militare, furono trasferiti su un elicottero e volarono direttamente verso il centro di Seattle.

All'alba del nuovo giorno, il giovane cuore di Will fu trapiantato in un uomo di 21 anni, i polmoni in un 52enne. Il fegato ed un rene andarono ad un uomo di ventinove anni, il pancreas ed un rene ad un altro ventinovenne, padre di due bambini, e le cornee ad altri due pazienti.

Tornata ad Anchorage, l'équipe completò il suo lavoro, suturando con cura il petto e l'addome di Will, come se fosse stato ancora in vita, mettendo fasciature, lavando il corpo, rendendolo quanto più possibile simile allo stato in cui era prima della donazione.

Quindi Will fu gentilmente messo in un sudario. Aveva appena salvato la vita a quattro persone che è difficile immaginare avrebbe mai incontrato.

Trapianto Unisce Ebrei e Musulmani

La scena era improbabile: cinque anni fa, in un salone di un hotel sulle Alpi Italiane, una famiglia di Musulmani Israeliani sorseggiava il caffè insieme a due famiglie di Ebrei. Parlavano pacatamente fra loro, come fanno gli amici, su quel tipo d'esperienze personali che trascendono razza, religione e politica.

Ciò che aveva messo insieme queste famiglie, era ancora più improbabile: uno ad uno, cinque dei loro figli si erano ammalati in modo tale che solo gli organi di cinque persone, morte improvvisamente, aveva salvato loro la vita. Si erano incontrati allo Schneider Children's Memorial Center, vicino Tel Aviv, il cui codice di condotta non tollera discriminazioni razziali e dove reni e fegati sono trapiantati nei bambini gravemente malati.

"Eravamo come una grande famiglia in ospedale" commentava Judy, una delle madri di religione Ebraica. Ascoltando le conversazioni serene e guardando i sorrisi dei bambini, mentre la neve scendeva copiosa, gli omicidi e le battaglie etniche che avrebbero potuto minacciare tutti loro apparivano molto distanti.

Si trovavano in Italia per la più improbabile delle ragioni: una serie di gare sciistiche per bambini che avevano ricevuto un organo – in totale 38 bambini provenienti da 18 nazioni. In un certo momento della vita questi bambini si erano tutti ammalati seriamente. Alcuni avevano spaventato i genitori dal primo istante che questi avevano posato lo sguardo su di loro: alla nascita alcuni erano blu, altri gialli, altri di uno spaventoso colorito verde. Era solo questione di tempo prima che i genitori si dicessero: "Questo bambino potrebbe non rimanere con noi molto a lungo."

Alcuni bambini avevano trascorso quasi metà della loro vita in ospedale. C'era stato un periodo in cui uno dei ragazzi di 14 anni, presenti alla gara, doveva prendere ogni giorno 40 medicine.

Alla tenera età di otto anni, Nicholas, un bambino Australiano, aveva già subìto un trapianto di midollo osseo, operazioni per eliminare la cataratta che gli impediva di vedere, immobilizzazione delle anche per la degenerazione delle articolazioni, cancro all'addome e perdita di un rene. A causa delle complicazioni risultanti da tutto ciò, non poteva essere sedato e anche per le procedure più banali aveva bisogno dell'anestesia generale: più di cento in un periodo di 12 mesi.

Altri bambini del gruppo avevano avuto una vita normale finché non erano stati colpiti improvvisamente da un virus che a prima vista non sembrava cosa più seria di un raffreddore. In alcuni casi, il problema non era stato individuato prima di parecchi mesi. "Pensavamo fosse solo un bambino paffuto" racconta un padre. Invece era un imminente collasso renale.

Qualunque fosse la loro storia medica, per quando avevano bisogno di un trapianto, la fine era vicina. Alcuni riuscivano a malapena a sollevare la testa dal cuscino. Ad altri era rimasto uno o due giorni da vivere.

In quei momenti, l'idea che questi bambini, d'età fra i 5 e i 16 anni, potessero praticare uno sport competitivo, per non parlare di una discesa di 30 gradi sulle montagne a 2000 metri, sarebbe sembrata risibile. Molti non erano mai stati sugli sci prima d'allora. Ora invece gareggiavano in slalom gigante su un percorso che persino molti bambini in buona salute avrebbero trovato impervio.

L'evento era stato ideato per la prima volta nel 2001 da Liz Schick, Inglese che viveva in Svizzera, madre di due bambini, la cui vita era stata salvata da un trapianto di fegato, con la collaborazione organizzativa della Federazione Mondiale dei Giochi per Trapiantati (WTGF) - affiliata al Comitato Olimpico Internazionale-. La Federazione fu costituita nel 1978 da un pioniere della chirurgia dei trapianti, il dottore Inglese Maurice Slapak, che era rimasto impressionato dal fatto che uno dei suoi pazienti, che aveva subìto un trapianto solo pochi mesi prima, era andato a fare jogging con lui e aveva tranquillamente seguito la sua andatura.

Per Slapak, in gran forma ed abituale giocatore di tennis e hockey quando studiava all'Università di Cambridge, fu un momento importante.

Da allora, la Federazione ha organizzato giochi per trapiantati, in ogni angolo del mondo, ogni due anni. "Volevo dimostrare in modo memorabile che la maggior parte dei trapiantati ritorna in perfetta salute" dice. "La gran parte di questi bambini può fare tutto quello che fanno i bambini normali."

Comunque, non è sempre così facile. Dopo anni d'attesa, il figlio di Judy, Michael, ricevette fegato e rene. In poche settimane, entrambi gli organi collassarono e le possibilità di trovare altri due donatori erano vicine a zero. Contro ogni previsione, fu salvato una seconda volta da due famiglie in lutto. Nel frattempo, suo padre, Simcha, morì a 39 anni, dopo aver atteso invano un pancreas e un rene, e Judy rimase da sola ad affrontare il tutto.

Il quindicenne Anthony, un altro dei ragazzi Ebrei, ha avuto tre nuovi reni. Quando il primo smise di funzionare, George, il padre, gli donò uno dei suoi. Con grande dolore, anche questo non funzionò. "Ero così sicuro di poterlo aiutare," dice George, la pesante vulnerabilità di quei giorni ancora evidente nel suo tono di voce. Ma dopo sei giorni d'agonia, la famiglia di un uomo Ebreo ucciso in un attacco terroristico donò il rene - che mantiene Anthony in vita - e il fegato - che invece andò ad un Arabo.

Con una settimana d'allenamento, questi neofiti dello sci si erano trasformati. In cima ad una pista scoscesa, ghiacciata, curva, una delle piccole sagome faceva un respiro profondo, si staccava dal gruppo e si buttava a capofitto lungo il fianco della montagna.

Alcuni attaccavano con tutto quel che avevano dentro, pali abbattuti, sci che cozzavano pericolosamente fra loro nelle curve strette. Altri scendevano a spazzaneve con infinita cautela.

Tutti combattevano per vincere – non sarebbero stati vivi se non fossero stati combattenti - ma tutti erano consci del fatto che la competizione non era nel far segnare il tempo migliore ma su una meraviglia medica e lo spirito umano che aveva trasformato la tragedia in trionfo.

"Ogni giorno è un miracolo per noi," disse Piero, un trapiantato di rene guardando i bambini che gareggiavano. Con gli occhi che si velavano di lacrime abbracciando la sua bimba di sei anni, Alessia, che, se le cose fossero andate diversamente, non sarebbe mai nata.

Trapiantato Di Rene Corre Per
Le Rampe Di Un Grattacielo

"Sono stato malato per tutta la vita," dice Steve Ferkau, manager delle operazioni di scambio alla Borsa di Chicago. "Da bambino tossivo a ripetizione e mi prendevo serie infezioni. Soffrivo di bronchite, allergie e qualche attacco di polmonite. Ero molto magro e, per quanto mi ricordo, ero sempre il più piccolo della classe. A 16 anni, quando presi la patente, pesavo 35 chili."

A 13 anni, i suoi problemi furono diagnosticati come fibrosi cistica, la malattia genetica che produce un muco intenso che intasa i polmoni. Trentamila Americani ne soffrono.

Il trattamento è come una forma di tortura per coloro che ne sono coinvolti. Ogni giorno, qualcuno doveva dargli dei colpi sul petto più volte, così che potesse tossire la sostanza appiccicaticcia per ripulire i polmoni. "Mia madre non aveva ritmo, così alle 7 in punto, quasi ogni mattina per sei anni, mio padre metteva le mani a coppa e batteva sul mio petto finché non doveva andare a lavoro. Alle 10 di sera lo faceva un'altra volta per circa mezz'ora."

Con il tempo, Steve imparò a fare la maggior parte del "lavoro" da solo e stima di aver trascorso, per anni, dai 40 ai 60 minuti due volte al giorno in questo compito. Almeno una volta l'anno, trascorreva da 10 a 14 giorni in un ospedale per pulire il sistema respiratorio più accuratamente, con un regime di terapia intensiva ed antibiotici via flebo. "Dopo queste messe a punto, mi sentivo molto meglio. Ma solo per un breve periodo."

Quando aveva 18 anni, il polmone sinistro collassò. Fu recuperato, ma collassò di nuovo due anni dopo. L'esperienza fu così scioccante che fece un voto a se stesso: "Se mi accadesse di nuovo, non voglio che sia riparato." Non era tanto il dolore a preoccuparlo, dice, ma la paura che non sarebbero riusciti a contenere un ulteriore problema che sarebbe potuto nascere.

In quegli anni, affrontò un dilemma ancor più pressante: "Con la mia malattia, non mi ero mai sentito a mio agio in una relazione sentimentale. Mi sembrava ingiusto accollare i miei problemi a qualcuno." Così, quando incontrò e s'innamorò di Laura Ikens, che lavorava ugualmente alla Borsa, sapeva che avrebbero dovuto farsi una lunga chiacchierata molto prima che le cose si spingessero verso qualcosa di serio. "Potrei non essere qui fra 5 anni," le disse. "Sarò molto, molto fortunato se riuscirò ad arrivare a 10."

Laura capì. Comprendeva che sarebbe potuta diventare una giovane vedova, ma decise di passare quanto più tempo possibile con lui. Nel Marzo 1989, si sposarono. In quel periodo, i polmoni lavoravano a meno del 50% della capacità attesa. "Ma ero ancora in giro. Amavo ancora la vita. Potevo giocare a golf ed essere ragionevolmente attivo."

Quindi, nel 1996, soffrì di un altro collasso, questa volta al polmone destro. Nonostante il suo voto, andò di nuovo in ospedale. "Per allora, avevo imparato che l'amore trionfa sulla paura. Non potevo sopportare il pensiero di abbandonare Laura," spiega. "Ma dopo quell'operazione, non tornai mai allo stesso livello di prima. Ero, infatti, solito camminare per cinque isolati in 15 minuti per recarmi a lavoro. Ora avevo bisogno di un'ora. Ogni sera, Laura veniva a prendermi e camminavamo insieme fino a casa. Non era una cosa piacevole da fare in un rigido inverno di Chicago.

Nel Maggio 1997, durante un trattamento terapeutico, uno dei vasi sanguigni principali si ruppe ed il sangue penetrò nei polmoni. Fu portato di corsa nella sala emergenze del centro medico della Rush University e fu riparato di nuovo. Ma questa volta il medico, che si era preso cura di lui per 28 anni, gli disse: "E' ora." Steve sapeva cosa significava. Avevano già discusso negli anni della necessità di un trapianto, ma erano stati d'accordo che lui non era pronto. Ora la nuova preoccupazione era se invece non avessero atteso troppo.

Una volta che sarai messo in lista d'attesa, sarà l'anno peggiore della tua vita, gli disse il dottore. Lo fu, Steve racconta, ma nessuno di loro aveva immaginato che sarebbero trascorsi quasi tre anni.

In quel periodo, un terapista andava a casa di Steve sette giorni a settimana, due volte al giorno, per premere sul suo petto. Dopo il lavoro, Laura lo faceva un'altra volta e, di notte, la sorella di Steve guidava fin lì per ripetere la procedura. "Questo andò avanti per quasi tre anni di fila," dice.

Per tutto il tempo, la sua salute peggiorò. Per i tre anni prima del trapianto, fu tenuto sotto ossigeno per 24 ore al giorno. Solo l'alzarsi dal divano, dove trascorreva molto tempo, per andare in bagno, lo lasciava accasciato a lungo sul lavandino a cercare di riprendere fiato. I colpi di tosse gli scuotevano le ossa.

"Ogni notte, mi sedevo sul letto e dicevo le preghiere mentre mi sdraiavo piano piano. Pregavo che il mio futuro donatore stesse avendo una vita felice. E che io potessi tirare avanti abbastanza a lungo da permettergli di finire quello che aveva bisogno di finire. Sapevo benissimo che qualcuno doveva morire per salvarmi la vita e non era mai cosa facile da pensare. Ma pregavo che, quando fosse accaduto, la famiglia avesse la forza di prendere la decisione che mi avrebbe aiutato e che mi avrebbe fatto rimanere con Laura un po' più a lungo."

Steve portava sempre con sé un cercapersone, per recarsi immediatamente in ospedale nel caso in cui due polmoni fossero stati disponibili. "All'inizio è snervante aspettare la chiamata, sapendo che ogni giorno che passa sei un giorno più vicino a morire." Dopo venti mesi sulla lista d'attesa, il cercapersone infine suonò, ed una voce eccitata gli disse "Deve venire, Steve. Abbiamo i polmoni."

Laura impacchettò ogni cosa, assicurandosi di non aver dimenticato nulla da cui dipendesse la vita del marito. "Ero troppo debole per dare una mano. Mi sedetti e cercai di non pensare a tutto quello che poteva andare storto. Laura chiamò la mia e la sua famiglia, e tutti si recarono in l'ospedale."

Fu preparato per l'operazione ed il suo ottimismo cacciò la paura che aveva provato. Quindi l'infermiera entrò e disse, "Mi dispiace Steve. Quei polmoni non vanno bene. Sono desolata, ma deve rivestirsi e tornare a casa."

Poteva andar peggio, si disse. "I medici che fanno trapianti avvisano che può succedere." Penny Pearson, che all'epoca era la coordinatrice del trapianto di Steve, conferma che è la procedura standard. "Diciamo a tutti i pazienti, dall'inizio, che è improbabile che tornino a casa con dei polmoni nuovi la prima volta. Possono essere danneggiati o infetti, o più semplicemente non essere adatti."

In ogni modo, è un'esperienza potenzialmente sconvolgente e Steve fu chiamato altre tre volte per un falso allarme. "Ogni volta che andavo, avevo in mente che lì fuori c'era una famiglia devastata dalla perdita e che, nonostante quello che stava passando, stava tendendo una mano per aiutarmi." La capacità polmonare di Steve si era ormai deteriorata talmente che la morte sembrava potesse avvenire in poche settimane.

Il 7 Aprile del 2000, a 600 e più chilometri di distanza, ad Algona, Iowa, una bella ragazza di 17 anni, Kari Westberg, si trovava nella sua calda e confortevole casa mentre una tempesta di neve spazzava la pianura. Si svegliò col mal di testa e rimase a letto, trovando conforto al pensiero che avrebbe indossato il suo vestito nuovo al ballo del sabato seguente. Ma l'antidolorifico non l'aiutò e con un'allarmante progressione, cominciò prima a lamentarsi di avere le vertigini, quindi a parlare sconclusionatamente ed infine ebbe un colpo apoplettico.

"Chiamammo il 911, ma l'elicottero non poteva arrivare," racconta la madre, Lisa. "I suoi occhi erano fissi e dilatati. Era un peso morto. Io e mio marito eravamo imbambolati dallo shock. Arrivò l'ambulanza ed attraverso la tormenta la portò a Mason City, ad un'ora e mezza di viaggio. Noi seguimmo con la nostra auto. Alyssa, la sorella maggiore, insistette nel venire anche lei. Riuscimmo a malapena a parlare durante il viaggio. Sembrava che non saremmo mai arrivati."

La fine arrivò brutalmente e senza preamboli. Un vaso sanguigno del cervello era esploso. Aveva avuto una forte perdita di sangue. Non c'era attività cerebrale. "Ci dissero che era probabilmente nata con una malformazione, ma che avrebbe potuto anche passare tutta la vita senza avere alcun problema."

Comunque fosse, non c'erano stati segnali. Era una forte schiacciatrice della squadra di pallavolo, andava regolarmente a fare jogging, suonava il corno da caccia nella banda della scuola ed aveva un lavoro come cameriera in una pizzeria del paese. Era tra il 10% dei migliori del suo anno a scuola, membro della National Honor Society. "Le piaceva veramente ogni cosa la vita avesse da offrire," dice Lisa. "Era sana come un pesce!"

Ora respirava solo perché una macchina le soffiava aria nei polmoni.

Quando la macchina si fermava, anche il su e giù del suo torace si fermava. Le parole del chirurgo erano franche nella loro inevitabilità. "Dovreste considerare la possibilità di donare i suoi organi," disse.

Quando accadde, era qualcosa su cui nessuno di loro doveva ragionare. Un mese prima, forse spinti dal fatto che la moglie di un insegnante aveva avuto un trapianto di rene, ne avevano parlato a cena. Kari era stata categorica: "Perché non dare una possibilità a qualcun altro se non ne abbiamo più bisogno?" chiese.

Lisa ricorda anche che, quando le due figlie avevano paragonato le loro due patenti, Kari "era stata addosso ad Alyssa" per non aver firmato come donatrice. "Così, sapevamo tutti come la pensasse. Aveva già preso la decisione per noi." Il suo cuore, i polmoni, i reni, fegato, pancreas e alcune vene furono donati.

In un paese di 6000 abitanti, 700 vennero al suo servizio funebre. Molti di loro dissero che quello che più ricordavano di lei era il suo sorriso raggiante.

I polmoni furono destinati a Steve Ferkau, che aveva i propri così congestionati che Penny, la coordinatrice, ancora non capisce come facesse a farci entrare l'aria.

Pur attraverso questa esperienza, quelli che lo conoscevano dicono che il suo ottimismo era rimarchevole. "Non si lamentava mai, neanche per quei quattro falsi allarmi – anzi, ci ringraziava per aver provato. E' una cosa sconfortante anche per noi, e lui se ne rendeva conto. Ci incoraggiava sempre, quando con la maggior parte dei pazienti siamo noi a doverli rassicurare," dice Penny.

Dal trapianto, il suo umore è stato altissimo. "Come per la maggior parte dei trapiantati di polmone, vedeva tutto roseo da subito," ricorda. Tre settimane dopo l'operazione, camminò per un chilometro e mezzo in 20 minuti, qualcosa che prima del trapianto avrebbe richiesto ore. In dieci settimane era di nuovo a lavoro.

Nel Febbraio del 2003, in un evento concepito dall'Associazione Americana per la cura del Polmone, di Chicago, percorse le scale dei 94 piani dell' Hancock Center - 1632 scalini - in 33 minuti. Avrebbe potuto impiegare meno tempo, ma non riuscì a resistere alla tentazione di fermarsi ogni volta che incontrava un volontario, per dire quanto lui ed altre persone con un trapianto di polmoni fossero grate per il lavoro che stavano facendo – e, aggiunge, voleva anche raccontargli di Kari.

Solo il pensiero che una persona così bella era morta, rabbuiava la sua felicità. Come molti trapiantati, scrisse alla famiglia del donatore, in modo anonimo all'inizio. Aveva difficoltà a trovare le parole. Ogni cosa appariva futile se paragonata alla loro perdita. In ogni modo, riuscì a mettere per iscritto i suoi sentimenti con queste parole: "Dopo aver convissuto per 40 anni con la fibrosi cistica, spero di farvi comprendere cosa avete fatto per me. Non mi ha avete semplicemente salvato la vita. Mi avete dato una vita che non avevo mai conosciuto prima. Non sono mai, mai, riuscito a respirare bene come ora."

Sette anni sono ormai passati e si dà ancora dei pizzicotti per assicurarsi che sia tutto vero. "Ormai la mattina apro gli occhi, mi stiro e prendo un respiro profondo – e non sento il mio petto che gorgoglia! Vado in giro ancora meravigliandomi di come mi sento. C'è una doppia rampa di scale dal piano delle contrattazioni al mio ufficio che non avevo percorso in 10 anni. Non riuscivo neanche a scenderla negli ultimi 5 prima del trapianto. Adesso, ogni volta che posso, affronto quelle scale due gradini alla volta."

Si sente colpevole, come molti altri trapiantati, a vivere, mentre Kari non può più? "Direi di sì. Sembra ingiusto che lei non sia con la sua famiglia, mentre io sto infine sperimentando una vita incredibile."

Ma, se necessario, le rassicurazioni di Lisa a lui ed agli altri trapiantati dovrebbero aver calmato le sue ansie. "Non vogliamo che sentano che ci devono qualcosa," spiega Lisa, con i suoi modi semplici. "La loro felicità è gratificazione sufficiente."

La signora che ricevette il cuore di Kari, Sandy Halstead, 50 anni all'epoca dei fatti e abitante a poche miglia da Cylinder, Iowa, andò ancora più vicina a non ricevere il dono della famiglia Westberg. Dopo due attacchi di cuore, nel 1999, stava diventando sempre più debole. "Mi mancava il fiato anche mentre mi lavavo i denti," dice.

Anche se in queste condizioni, fu terrificata al pensiero del trapianto.

"Non ne sapevamo nulla sui trapianti, non conoscevamo nessuno che ne avesse ricevuto uno." Ma quando iniziava ad abituarsi all'idea che era l'unico modo per mantenerla in vita, sviluppò dei grumi di sangue nei polmoni e divenne talmente malata che i dottori dovettero toglierla dalla lista d'attesa. Non avrebbe sopportato un trapianto.

"Questo fu ancora più pauroso," ricorda. Poco tempo dopo, le fu detto che aveva solo due giorni di vita. Fu salvata solo da terapie molto aggressive e da un'operazione chirurgica di nove ore per impiantarle una pompa nel cuore ormai debole. I suoi medici curanti l'avevano rimessa in lista il giorno prima che Kari morisse.

Il marito di Sandy, Roger, lavora allo Snap-On Tools, come il padre di Kari, Larry. In una zona così piccola, quando Sandy ricevette il trapianto, apparve chiaro chi era il donatore. Sette anni dopo, Sandy ancora piange quando parla di Kari. Ma sotto tutti gli altri punti di vista si sente "meravigliosamente". E' anche grata della palese felicità che i Westberg hanno dimostrato per la sua guarigione. Le due coppie s'incontrano di tanto in tanto e Lisa dice che la fa sentire bene sapere che il cuore di sua figlia batte così forte. "Mi fa pensare che lei stia ancora lavorando sodo."

Dopo la morte di Kari, Lisa è andata una sola volta a vedere una partita di pallavolo. "E' tutto quello che sono riuscita a fare," dice. Anche adesso il dolore è acuto, mascherato per la maggior parte del tempo, ma pronto ad emergere allo stimolo più semplice – una canzone alla radio, od incontrare uno dei suoi amici. A volte Larry vede una macchina come quella della figlia e prima che possa rendersene conto dice a se stesso "C'è Kari."

Per quanto riguarda Steve, lotta ancora per trovare un modo per dire ai genitori di Kari quanto ora lui sia felice, senza far loro ricordare ciò che hanno perso. Ma quello che gli scrisse deve venire da quello stesso terreno consacrato a cui attingono i poeti: "Mi avete insegnato che al mondo esiste la bontà pura."

Infermiera Aiuta I Trapiantati A Trovare Un Nuovo Stile Di Vita

Chiedere ai genitori di una bimba di tre anni, morta in uno straziante incidente, di donare i suoi organi, è stata una delle cose più difficili che Penny Pearson abbia mai dovuto fare.

Avendo lavorato in passato per l'organizzazione che gestisce i trapianti di Chicago, oggi denominata Gift of Hope Organ and Tissue Donor Network, Penny ha fatto molto spesso questa richiesta. "Ho sempre cercato di mettere un freno alle mie emozioni ed ho sempre provato a ricordare che il mio lavoro non era persuadere le famiglie a dire sì, ma esporre tutti i fatti di cui avevano bisogno perché potessero valutare consapevolmente e fare quello che sembrava loro giusto. Questo sposta la decisione dove deve essere, ovvero su di loro."

Comunque, anche dopo che questi genitori diedero l'assenso alla donazione, non è riuscita a rimanere emotivamente distante. Durante il processo della donazione, trascorse parecchie ore parlando con loro. Mentre era in sala operatoria, pensò alle storie che le avevano raccontato della personalità esuberante della figlia, quanto fosse spiritosa, alle foto che le avevano mostrato.

Le avevano chiesto di poterla vedere un'ultima volta, dopo la donazione. Quando l'operazione ebbe termine, Penny lavò i capelli della bambina e l'avvolse in una coperta calda, perché i genitori non rimanessero sconvolti da quanto il corpo fosse freddo. "Nel momento in cui la sollevai dal tavolo operatorio per poggiarla sulla lettiga, mi resi conto che loro dovevano averla tenuta fra le braccia in quel modo centinaia di volte."

"Quando la trasportai in sala visite, avevano il giocattolo delle coccole che portavano con loro dall'inizio. Fu una scena straziante per tutti. Ma credo che gli abbia dato un po' di conforto."

Questa capacità di identificarsi con i sentimenti degli altri è anche uno dei requisiti chiave per il lavoro che ha intrapreso da quando si trova sull'altro lato dei trapianti, prendendosi cura di un'ampia gamma di trapiantati di reni, pancreas, polmoni al centro medico dell'Università di Chicago.

"I pazienti non sanno cosa aspettarsi la prima volta che li vediamo in clinica dopo il trapianto. Molti di loro sono ancora sbalorditi di aver ricevuto un organo che gli ha dato un intero nuovo modo di vivere. Hanno qualche dolore, a volte camminano lentamente, di solito c'è un membro della famiglia che li aiuta. Per i primissimi mesi sono acutamente consapevoli di ciò che può andare storto. E' il momento in cui il rischio di rigetto è più alto. Si preoccupano tantissimo di non prendersi raffreddori ed ammalarsi.

"Il loro nuovo stile di vita include molte medicine. In media 10, 12 in più di quelle che già prendono per altri disturbi, come la pressione alta.

Nei mesi successivi, ne togliamo molte e riduciamo il dosaggio di altre, ma gli immunosoppressori sono nuovi per loro e devono imparare a prenderli regolarmente e sapere a cosa serve ognuno di essi."

"Pur con tutti i cambiamenti e le responsabilità che derivano dall'essere un ricevente, entro due settimane dall'operazione sono sorpresi da quello che la nuova vita gli mostra. Alcuni dei pazienti renali sono stati in dialisi per dieci o più anni. Così, per dirne una, sono stati sotto dieta controllata tutto il tempo – per esempio, niente latte o bevande gassate, e solo piccole porzioni di molti altri cibi. Ora, possono ragionevolmente mangiare quasi tutto."

"Sotto un altro aspetto, iniziano a sentirsi liberi dalle abitudini restrittive. I diabetici sono così avvezzi a controllarsi il livello di zuccheri nel sangue tre volte al giorno che non smettono neanche dopo il trapianto di pancreas. Trovano difficile credere che quei giorni sono finiti. E cosa migliore di tutte, non devono passare da tre a sei ore al giorno, tre volte a settimana, attaccati ad una macchina per la dialisi."

"Presto riescono a correre e giocare, cose che alcuni di loro quasi non conoscono. E' meraviglioso vedere persone, pallide e nervose la prima volta che le hai incontrate, che ora sono sorridenti e pianificano una gita sulle nevi del Colorado. Dopo dieci anni nel campo dei trapianti, sono ancora stupita che funzioni così bene."

"Spesso è tutta la dinamica domestica che si altera, potendo cominciare a giocare di nuovo una parte in essa. Il trapianto guarisce matrimoni ed amicizie. Così questa seconda possibilità non ha solo a che fare con reni o polmoni che funzionano perfettamente. Tocca la vita intera."

"Ovviamente, non sono del tutto fuori pericolo. Li teniamo sotto controllo, cercando qualsiasi segno di rigetto, infezione o complicazione di qualsiasi tipo. Per il resto della loro vita, lavoreremo con i medici di base per assicurarci che i loro valori siano come devono essere."

"Dobbiamo tenere alcuni pazienti particolarmente sotto controllo. Gli adolescenti sono particolarmente propensi a dire 'Non mi piace prendere queste medicine. Non ho più avuto problemi. Provo senza e scommetto che andrà tutto bene.' Ma in generale i trapiantati sono molto responsabili. Non hanno dimenticato quanto fosse infelice una volta la loro vita. E si ripetono 'Lo devo al mio donatore.'

"Già dall'inizio, quando riprendono le forze dopo un'operazione molto dura, pensano molto ai loro donatori. Si emozionano spesso quando ne parlano. Quando possiamo scrivergli? Potete dirmi di più di loro? E' impressionante quanto pensino a quello che è stato dato loro.

"Li incoraggiamo a scrivere alle famiglie dei donatori – anonimamente fino a che entrambe le parti non sono disponibili a fornire i nomi – ma è spesso molto dura per loro trovare le parole. Si struggono su quello che è appropriato. Devono attirare l'attenzione di una famiglia che soffre ancora per una perdita improvvisa su come sono stati salvati dalla morte? Come possono ringraziare adeguatamente per un dono tanto grande? Per aiutarli, abbiamo messo insieme un libro di lettere commoventi che altri trapiantati hanno scritto. Ma ricordo che solo due lo hanno usato nell'ultimo anno. Per quanto sia difficile, vogliono dirlo alla loro maniera."

"Chiunque dubiti del valore del trapianto dovrebbe vedere le persone che si avvicinano alla cima della lista d'attesa. Con il tempo che si fa sempre più pressante, sono terrificati di non farcela. Alcuni lo mostrano con rabbia: 'Sono stato in lista per tre anni, perché sono ancora in attesa?' O si preoccupano di tutto: 'Non riesco a respirare,' 'Ci vuole troppo,' 'Non vi siete dimenticati di me, vero?' Le famiglie dei pazienti mi chiamano quasi ogni settimana per chiedere cose come: 'A che punto è della lista? Sapete quando sarà? Può fare una stima?' Sanno che non sono in grado. Cercano solo di essere rassicurati."

"Le loro paure sono comprensibili. Non può essere altrimenti. Avevamo un paziente di 32 anni, malato di fibrosi cistica, che era rimasto in lista per tre anni e che era diventato tanto malato da dover essere portato qui da un ospedale di un altro Stato nella speranza che i polmoni arrivassero in tempo. Era di un colorito bluastro e non riusciva a dire più di due parole di fila. Mentre era in terapia intensiva, peggiorando progressivamente, ricevetti molte chiamate da organizzazioni che gestiscono i trapianti che mi offrivano i polmoni."

"Quindi venne la segnalazione di un bel paio di polmoni che erano della dimensione e del gruppo sanguigno giusto. Chiamai il pneumologo, per assicurarmi che li avrebbe accettati ed il chirurgo per essere sicura che fosse disponibile."

"Poi chiamai l'unità di terapia intensiva. L'uomo era morto tre ore prima. Tutto quello che riuscii a pensare fu 'Se solo avessimo avuto qualche ora in più.'"

Morte – e Speranza – in Medio Oriente

Quando il campanello suonò a casa di John Boria a Broken Arrow, in Oklahoma, il 31 Agosto 2004, aprendo la porta e vedendo tre colonnelli della National Guard Air Force, il suo primo pensiero fu che avessero sbagliato indirizzo. Il secondo, un momento dopo, venne con forza terribile: "E' successo qualcosa a mio figlio?" chiese.

Sì, gli dissero, era accaduto qualcosa. Il figlio maggiore del signor Boria, il Capitano John Javier Boria, chiamato "Javy", pilota di 29 anni, era rimasto ferito in un incidente fuori servizio con un veicolo fuoristrada che stava guidando, in Qatar, dove era di stanza.

Non sapevano quanto fosse grave l'incidente, ma aveva perso conoscenza e loro erano lì per aiutare lui e sua moglie Wanda a raggiungere il luogo appena un velivolo militare fosse stato disponibile. L'alternativa era un volo commerciale. Ma con gli aerei per il Qatar, centro di pianificazione strategica per l'intero Medio Oriente, già pieni, quest'opzione sembrava comunque troppo arrischiata.

L'attesa dei Boria durò due giorni, con speranze e paure che si alternavano in rapida successione. Parlarono con i membri della famiglia, cercando conforto, ripensando continuamente a quel poco che sapevano e pregando molto. Ricordavano quanto erano stati orgogliosi quando Javi era stato accettato all'Accademia Aeronautica e poi quanto impauriti quando volava per missioni sul cielo dell'Afghanistan e dell'Iraq.

"Mi raffiguravo una specie di coma e volevo solo essere lì con lui, parlargli, riportarlo indietro," dice John. Riuscì a chiamare l'ospedale e fece mettere la cornetta del telefono vicino all'orecchio di Javi mentre lui e Wanda gli parlavano.

Le loro parole erano un miscuglio d'emozioni strozzate. "Ti voglio bene, figliolo. Preghiamo per te," ricorda di avergli detto John. "Tieni duro. Saremo presto lì da te." Ma il suo cuore era pesante e riusciva a sentire sullo sfondo i bip delle macchine che monitoravano il sottile filo che legava ancora suo figlio alla vita. Wanda, un'infermiera, sospettava che le cose fossero anche peggiori di quanto John immaginasse.

Il volo, seppur estenuante, diede loro un po' di sollievo con la sua promessa di porre fine ad un'incertezza lancinante. Quando entrarono nel centro medico Hamad di Doha, Wanda fu incoraggiata dall'incontrare dottori esperti provenienti da tutto il mondo e nel vedere la qualità delle apparecchiature mediche.

Ma le loro speranze ebbero vita breve. La dottoressa capo assegnata al caso non perse tempo in preamboli. "Mi dispiace dovervi dire che vostro figlio è cerebralmente morto," disse. "Non c'è nulla che possiamo fare."

"Mi colpì come un pugno," dice John. "Tutte quelle speranze che erano cresciute si erano improvvisamente dissolte. Avevamo sperato in un miracolo. Avevo anche portato una macchina fotografica con me per scattare alcune foto di lui attaccato alle macchine, cosicché, quando si fosse ristabilito, avremmo potuto usarle come testimonianza del suo stato. Ora era tutto finito."

I dottori avevano un'ultima cosa da chiedergli. Avevano scoperto sulla sua patente che Javi aveva dato il suo assenso ad essere un donatore di organi. "Ma non faremo nulla senza il vostro consenso," dissero.

Per la famiglia Boria sembrò una decisione facile. "Dicemmo, 'Naturalmente.' Era il suo volere." Ma aggiunsero una condizione. "Nostro figlio Joey è in viaggio per venire qui. Vogliamo aspettare finché non arriva anche lui." Erano ormai passati sei giorni dall'incidente e l'ospedale temeva che gli organi potessero deteriorarsi seriamente. Nonostante i loro timori, in ogni caso, furono d'accordo ad aspettare.

Joey arrivò con il primo volo commerciale direttamente dalla scuola per gli studi Biblici, in Florida, e come i suoi genitori all'arrivo, era pieno di speranza. Fu devastato nell'apprendere che stavano aspettando solo che lui vedesse Javy per staccare la macchina della ventilazione.

"Sembrava così crudele dovergli dire che non era neanche rimasto molto tempo," dice John. "Andammo in ospedale e lasciammo che rimanesse con il fratello per il tempo che rimaneva. Ma dopo solo un'ora dovemmo comunicargli 'Devi dirgli addio adesso o quegli organi non potranno essere d'aiuto a nessuno.'"

La notizia che una famiglia Americana stava donando gli organi e che questi sarebbero andati a degli Arabi, si diffuse velocemente nell'ospedale. In una Nazione dove la donazione è rara, le vite di quattro Arabi furono salvate ed altri due riacquistarono la vista. Una delle famiglie dei trapiantati era così sopraffatta dall'emozione che offrì del denaro ai Boria, ma gli fu chiesto invece di donarli in beneficenza.

Anche altri non direttamente coinvolti rimasero commossi. La madre di un bambino che era da mesi in coma, interruppe l'usanza di portare il velo, se lo tolse ed abbracciò Wanda. "Allah è stato buono con te," le disse. "Mio figlio è vivo, ma non ci sarà più. Tuo figlio donerà la vita agli altri."

Per John, il superamento delle barriere appare perfettamente naturale. "La famiglia di Wanda e la mia sono originarie di Portorico e Javy era orgoglioso delle sue origini. Il colore della pelle di qualcuno non gli era mai interessato. Anche la sua donazione è stata cieca ai colori."

La Piccola Alexa, Malata Dalla Nascita

La piccola Alexa Kersting è stata devastata dai problemi sin dall'inizio. "Quando nacque, non aveva il colorito rosa che avrebbe dovuto avere," dice sua madre, Monica. Le analisi stabilirono che un polmone era collassato. Invece di andare a casa, fu portata nell'unità di terapia intensiva neonatale del Merit Care Hospital, a Fargo, North Dakota.

Per quanto questo fosse già fonte di preoccupazione, la piccola non era la sola causa d'ansia dei suoi genitori. Alla sua nascita, il fratellino di tre anni, Dane, era stato messo in coma farmacologico per due settimane nell'unità di terapia intensiva pediatrica dello stesso ospedale, nel tentativo di curare una serie di colpi apoplettici causati dalla sindrome di Angelman, una malattia neurologica caratterizzata da gravi difficoltà d'apprendimento ed una personalità eccitabile. Per i successivi 10 giorni, Monica ed il marito, Loren, non si allontanarono praticamente mai dall'ospedale.

Tempo dopo, entrambi i bambini stavano abbastanza bene da poter essere portati a casa, sebbene con la necessità di un attento e costante controllo. Un virus, che si evolse in polmonite, riportò Alexa in ospedale.

Pur con tutto questo sulle spalle, Alexa fu per alcuni anni una bambina normale, che correva, saltava e giocava per tutta la casa.

Col tempo, comunque, divenne ovvio che non stava bene. Le mancava spesso il fiato e si chinava a tossire dopo un'attività intensa. Seguirono molte analisi, e le fu diagnosticata una malattia rara, la *interstitial lung disease*, un'espressione che comprende una vasta gamma di disordini cronici del polmone. Cominciò ad aver bisogno dell'ossigeno per parte d'ogni giorno.

"Sapendone così poco rese la cosa ancor più preoccupante," dice la mamma. Seguirono analisi, viaggi in ospedale fino a Denver e Minneapolis, e molti trattamenti. Ma la malattia stava progressivamente progredendo.

Col tempo, la bambina non solo non guadagnò peso, ma lo perse. Riusciva a respirare con sempre maggiore difficoltà. Non aveva energia sufficiente per mangiare. Quando compì 12 anni, le sue condizioni erano molto serie, tali da richiedere un tubo infilato nello stomaco per permettergli di nutrirsi. "Non disse a nessuno di questa cosa, a nessuno. Era troppo imbarazzata," dice Monica.

Nel frattempo, Dane, che aveva i suoi problemi, sviluppò una grave scoliosi per raddrizzare la quale ebbe bisogno di un'operazione complessa. "Fu un periodo stressante," racconta Monica. Ma stava per peggiorare.

Durante una visita al centro medico dell'Università del Minnesota, a Fairview, ad Alexa fu diagnosticata un'ipertensione polmonare, secondaria al problema già esistente. La sua unica speranza era ormai un trapianto. La notizia arrivò come un fulmine a ciel sereno. "Alexa era una ragazza molto intelligente. Era sempre consapevole di quello che succedeva," spiega Loren. "Non voleva che parlassimo con i dottori senza che ci fosse anche lei. Così, quando ascoltò insieme a noi la notizia, capì che tutto era arrivato ad un nuovo livello di gravità."

I medici che avevano in cura Alexa, la registrarono in lista d'attesa nel Dicembre 2003. "Era tutto così duro per lei che ci chiedevamo se ce l'avrebbe fatta," racconta la madre. "Il solo alzarsi dal letto la rendeva stanca. Mi ricordo quanto fossi spaventata quando mi disse 'Non so quanto a lungo posso resistere così.'"

Il Maggio e Giugno seguenti era di nuovo in ospedale. I dottori dissero che se avesse avuto una ricaduta non sarebbero probabilmente riusciti a salvarla. Ma anche così era una teenager entusiasta. La sua preoccupazione maggiore, in ospedale, era che a Mandan, a 250 chilometri di distanza, un cugino stava per sposarsi, un evento a cui da un anno non vedeva l'ora di partecipare. "Mamma, papà, *dobbiamo* andare al matrimonio," implorò. Con il permesso dell'ospedale le fu permesso di spostarsi, con 12 bombole d'ossigeno stipate nella macchina di famiglia.

Quella visita era parte di un disegno. Negli anni, la famiglia Kersting aveva cercato di mantenere una routine per quanto possibile naturale per i bambini. "Voleva così tanto essere come gli altri ragazzi che persino quando era in lista d'attesa amava andare al lago dove avevamo una baita e tirare fuori la moto d'acqua. L'avevamo adattata perché contenesse l'attrezzatura per l'ossigeno, e quell'estate ci sfrecciò sopra portando i suoi amici," narra Loren.

"Le insegnai anche a guidare l'auto. Nel Nord Dakota i ragazzi possono ottenere un permesso per guidare quando hanno 14 anni. Un giorno in un parcheggio vedemmo una Mustang decappottabile rossa in vendita. Gliela comprai per fargliela guidare quando avrebbe compiuto 16 anni e avrebbe potuto andare da sola." La sua voce si incrina al ricordo.

Ricorda vividamente una notte di luglio, e quanto fosse allegra ad una festa di famiglia, mentre rideva e parlava con gli amici ed i cugini. Il mattino dopo, invece, il suo respiro si fece improvvisamente più difficile. Chiamarono il 911, la polizia e l'ambulanza arrivarono immediatamente, ma Alexa, che aveva allora 14 anni, era morta, una delle 18 persone in lista d'attesa che quel giorno morì perché l'organo che avrebbe potuto salvarla non fu donato.

Nonostante debbano sempre combattere per trattenere le lacrime, Monica e Loren ora, ogni volta che possono, parlano ai meeting sulla donazione degli organi, insegnando alle persone quanto sia semplice firmare per diventare donatore. "Vogliamo fare qualsiasi cosa per far sì che altre persone non debbano affrontare quello che abbiamo passato noi."

Cieco per 48 Anni, Può Di Nuovo Vedere

Il giorno di Santo Stefano del 1944, in un angolo di quella che è divenuta una delle battaglie combattute più aspramente della seconda guerra mondiale, una mina Tedesca scoppiò sul volto del Sergente Harold Urick, rendendolo totalmente cieco. E' rimasto in questa condizione per 48 anni.

I componenti dell'unità di Harold, il 303esimo Engineers, avevano appena attraversato la temibile barriera difensiva Tedesca, la Linea Sigfrido, quando fu loro ordinato di scavare e disinnescare le mine.

Il Sergente Urick ricorda ogni dettaglio. "Era una giornata gelida ed il terreno era congelato e duro. C'era un uomo ad ognuno dei miei lati mentre avanzavamo. Vidi la mina – era una di quelle piccole, appena 100 grammi – ed iniziai a scavarla molto attentamente con la mia baionetta. Improvvisamente scivolai sul terreno ghiacciato. Ci fu un'esplosione e tutto divenne scuro. Mi portai le mani al volto. 'Mio Dio, pensai, che farò ora?'

"Più di tutto, in quei primi giorni, ero preoccupato per Jean. Avevo 21 anni ed eravamo sposati da poco più di uno. Ci pensai su più e più volte. Invece della vita che avevamo sognato, per quando la guerra fosse finita sarei stato per lei un fardello per tutti gli anni a venire."

Fu trasportato in aereo in un ospedale militare a Valley Forge e quindi di nuovo a casa, a Cleveland. Un occhio era troppo danneggiato e dovette essere rimosso e sostituito con una protesi. Con l'altro riusciva a vedere solo delle luci indistinte.

Trascorse due anni in una scuola per terapisti, quindi, con l'ostinato coraggio che fa parte della sua vita, creò una sua società di terapia fisica. "Ma le persone che venivano erano poche e non funzionò," dice.

Lavorò per parecchi anni alla Cleveland Clinic, quindi per altri 15 in uno Snack Bar gestito dal Cleveland Sight Center.

Nel frattempo lui e Jean avevano avuto cinque figli e sette nipoti, nessuno dei quali era mai riuscito a vedere a causa della sua menomazione. La famiglia era il centro della sua vita. Andò a quasi tutte le partite di football che giocò suo figlio Jeff al liceo. "Mia moglie mi raccontava cosa avveniva sul campo. Volevo solo esserci."

Ma la vista non migliorò. "Negli anni, mi recai da due o tre oftalmologi, ma tutti ripeterono che non potevano fare nulla per me. Quindi, un giorno del 1992, mentre stavo ascoltando un programma alla televisione, sentii un dottore parlare del trapianto di cornea. Non sapevo cosa pensare, ma andai da alcuni oculisti. Non furono incoraggianti, finché uno disse 'Conosco un dottore che si occupa di queste cose. Credo debba andare da lui.'

"Fu così che incontrai il dottor Philip Shands al Kaiser Permanente. 'Sì' – mi disse – 'mi occupo di queste cose. Vuole provare?' 'Può scommetterci,' gli risposi. 'Cosa ho da perdere?'"

Shands era nel ramo solamente da uno o due anni e lui stesso era insicuro su quanto potesse essere d'aiuto. "Per la protesi all'occhio non potevamo fare nulla, ovviamente. Ma quando esaminai l'altro, riuscii a vedere un piccolo pezzo di iride che, illuminato, si contraeva anche se di poco. Usando ultrasuoni ed altri test, sembrava che la retina e le altre strutture dentro l'occhio fossero intatte."

Con queste premesse incoraggianti, Harold fu messo in lista d'attesa, avvertendolo che ci sarebbero voluti almeno tre o quattro mesi per avere una cornea per lui. "Si può pensare che sia rimasto sulle spine per tutto quel tempo, ma non fu così. Per la maggior parte non ci pensavo, probabilmente perché il dottore palesava molta sicurezza," ricorda.

Poco prima del Giorno del Ringraziamento, fu contattato e, con grande attenzione, Shands rimosse la cornea malamente danneggiata ed altro tessuto cicatrizzato, impiantò una lente artificiale per mettere a fuoco la luce e la assemblò nella cornea donata. In meno di un'ora era tutto finito. "'Ha fatto?' gli chiesi. 'Sì' – disse – 'ma dovrà aspettare fino a domani mattina quando toglieremo le bende.'"

"Il giorno dopo, quando cominciò a levarle, ero a faccia in giù sul letto e la prima cosa che vidi furono le sue scarpe – la prima cosa che vidi in 48 anni – quindi i suoi pantaloni. Guardai su e vidi che indossava gli occhiali. Vedevo ancora un po' sfocato, ma mi avevano avvertito che ci sarebbe voluto un po' di tempo."

"Quindi guardai ai piedi del letto e lì c'era Jean, bella come la prima volta che l'avevo incontrata. Poi vidi Yvonne, la mia figlia maggiore. Era la prima volta che potevo vederle il volto. Anche lei era bellissima."

Ebbe anche qualche sorpresa, vedendo quanto fossero diventati grandi gli aerei e quanto fossero veloci le auto. In pochi mesi la sua vista migliorò tanto da permettergli di prendere la patente e leggere ogni cosa volesse. "Da allora ho dovuto solo adattargli gli occhiali, proprio come per qualunque persona che invecchi normalmente," spiega Shands. "Con gli occhiali ha 20/25 di vista. Come tutti i trapiantati di cornea, prende delle piccole dosi di immunosoppressori, ma non ha mai avuto una fase di rigetto."

Gli altri pazienti in cura da Shands hanno storie meno drammatiche. "E' un caso che capita una volta nella vita," dice. "Ma la vista è il senso che la gente ha più paura di perdere e, con tassi di successo del 90% per coloro che non vedono, il trapianto di cornea riapre un mondo che pensavano di aver perso per sempre."

Per tutta la vita, Harold ha fatto tesoro delle piccole cose. Ora può camminare dentro un ristorante e cercare un tavolo o salutare con la mano gli amici dall'altra parte della strada. Può vedere solamente con un occhio, ma va regolarmente alle partite di baseball e non ha bisogno di qualcuno che le commenti per lui. Ad 86 anni, gioca ancora a bowling ed a golf.

"Ma la cosa migliore in assoluto è poter guardare tutta la mia famiglia," dice. "E' stata la cosa più dura in tutti questi anni. Ora ho tutto ciò che voglio."

Infermiera Ancora Turbata Da Quanto Siano Malati Alcuni Bambini

"Volevo fare l'infermiera da quando avevo cinque anni. Quando ne avevo 12 e mia sorella andò in ospedale, fui certa di voler essere un'infermiera pediatrica. Alla scuola per infermiere, mi concentrai sulle malattie infantili. Ma nulla mi aveva preparato a quanto possano essere malati alcuni bambini."

Emily Jackson, ventisette anni, ha fatto l'infermiera nell'unità di terapia intensiva pediatrica ed in sala anestesie dell'UCLA Medical Center di Los Angeles per cinque anni e quello che vede è ancora in grado di turbarla. "Abbiamo dei bimbi sotto ventilazione che non possono essere toccati perché il loro cuore non reggerebbe. Non hanno la fornitura di ossigeno o la struttura vascolare per tollerare alcunché se non ciò che li tiene semplicemente in vita. Dobbiamo sedarli pesantemente o persino paralizzarli altrimenti non riuscirebbero neanche a sopravvivere."

"Alla scuola per infermiere impari che gli alcolizzati si distruggono il fegato, ma difficilmente qualcuno parla di bebè che nascono con fegati in pessime condizioni e sanguinano ovunque: sputano sangue, i pannolini sono insanguinati, possono perdere sangue dentro il cranio e morire nel giro di pochi secondi."

Emily ha a che fare con bambini con reni che non si sviluppano mai e devono essere posti in dialisi dalla nascita. Alcuni, con problemi al fegato, sono talmente itterici che gli occhi sono di un giallo acceso. L'unità di 20 letti è sempre troppo vicina ad essere piena di pazienti in condizioni critiche che vanno dagli appena nati ai ventunenni.

"La maggior parte è candidata al trapianto e non hanno altra scelta," dice Emily. "Quando lo diciamo ai genitori non sappiamo mai come reagiranno. Alcuni sono spaventati, alcuni rifiutano di crederci, altri non vogliono sentire. Ma per alcuni è un sollievo sapere che c'è un modo per uscire dalla sofferenza e, per certi bambini, è la prima speranza da quando sono venuti al mondo."

"Abbiamo molti genitori giovanissimi e, lo sappiamo, è dura per dei poco più che bambini crescere dei figli. Ma crescere un bambino malato è mille volte più dura. Non sanno che pensare o come gestire la cosa."

"I pazienti giovani, comunque, hanno buone capacità di ripresa. Se riescono ad ottenere un nuovo organo, di solito riescono ad uscirne. Credo che circa l'80% dei bambini che viene al nostro centro di terapia intensiva riesca a tornare a casa. Ma è un gioco d'attesa e, poiché gli organi donati dai bambini sono scarsi, molti dei più piccoli non ce la fanno."

"Sono stata a molti funerali. E' sempre durissima. Ho voluto molto bene a quasi ogni bambino che ho avuto in cura, così, quando i genitori ti chiedono di andare, tu avevi già deciso di farlo. Quando alcuni bambini trascorrono in pratica tutta la loro vita in ospedale, sono le infermiere che li conoscono meglio di tutti."

Emily ricorda una bambina che sanguinava dalle molte incisioni delle operazioni precedenti, era attaccata ad una macchina per aiutarla a respirare e riceveva derivati del sangue per rafforzare il fegato ed i fattori per la coagulazione. "Gli enzimi epatici erano alle stelle, a livelli tossici. Era giallognola e sembrava una patata. Quando la vide, il chirurgo disse piattamente 'Non posso fare un trapianto su questa bambina finché non diventa più forte. Per come è in quel momento, non resisterebbe all'intervento.' Nessuno di noi si aspettava che ce la facesse."

"Però era una combattente ed ogni giorno stava un pochino meglio. Riuscì a ristabilirsi e diminuimmo le medicine finché fu abbastanza in forze per il trapianto. Ci furono complicazioni e per 24 ore la situazione fu incerta. Ora ha quattro anni e, a meno che qualcuno non l'avesse conosciuta prima, nessuno direbbe che è stata a tanto così dalla morte."

Il lavoro può essere emotivamente sfiancante. "Ma quando questi bambini tornano a trovarti, vestiti con l'abito buono, sorridenti e pieni d'energia, è la felicità più grande che conosco," dice. "Non so immaginarmi a fare qualcos'altro."

La Vita Dalla Morte, Sul Treno Di Long Island

Poco dopo le 7 di una gelida sera del Dicembre 1993, Jack Locicero, un insegnante in pensione, stava guardando "Jeopardy" alla TV nella sua casa di Hawthorne, New Jersey, quando il programma fu interrotto per la notizia di una sparatoria avvenuta su un affollato treno nell'area di New York. Un uomo fuori di sé, con una pistola automatica, aveva aperto il fuoco colpendo 25 passeggeri, molti dei quali versavano in condizioni critiche.

La mente di Jack fu attraversata dal pensiero che sua figlia di 27 anni, Amy, che era solita spostarsi in treno tra Long Island e Manhattan, potesse essere rimasta coinvolta. Ma distolse subito la mente, pensando che la sparatoria fosse avvenuta nella metropolitana di New York.

Man mano che le notizie, all'inizio frammentarie, sopraggiungevano, sentì che si trattava della ferrovia di Long Island e del treno delle 5 e 33 del pomeriggio dalla Pennsylvania Station, un treno che la figlia avrebbe potuto benissimo prendere. Nervoso, ma bollando le proprie paure come fantasie, chiamò l'appartamento della ragazza e la sua compagna di stanza, Peg, gli disse che Amy, che avrebbe dovuto essere arrivata già da un po', non era ancora rientrata.

Ora Jack non riusciva a levarsi la preoccupazione dalla mente. Venti minuti dopo, Peg chiamò per dirgli che Amy risultava essere una delle persone coinvolte e che era stata portata al Winthrop University Hospital di Mineola. La moglie di Jack, Arlene, che non sapeva nulla della sparatoria, tornò a casa alle 9.25 di sera dall'Università trovandosi ad affrontare la notizia che la figlia era stata ricoverata.

Presero la macchina e guidarono per 60 chilometri per recarsi in ospedale, con Arlene che posava di tanto in tanto la testa sul finestrino freddo. Cristiana Evangelica che, come Jack, faceva parte della Hawthorne Gospel Church da prima che Amy nascesse, Arlene cercò conforto nel ripetersi passi della Bibbia. Una frase le veniva continuamente in mente, dal Salmo 46: "Fermatevi e sappiate che io sono Dio."

All'ospedale, i medici erano intasati dalle emergenze ma, per un attimo, la visione della loro figlia fu rassicurante. "Le sue gote erano colorite, i capelli in ordine e sembrava respirare tranquillamente," ricorda Arlene. "Ma subito dopo, mi resi conto che la macchina stava respirando per lei." Guardando più da vicino, si sentì gelare nel vedere sangue essiccato sulle dita delle mani e sui piedi di Amy.

I genitori appresero che quando era stata portata in ospedale aveva avuto un arresto cardiocircolatorio ed il cervello aveva sofferto una mancanza di sangue per 35 minuti. Lo staff del pronto soccorso era riuscito a far ripartire il cuore per permettere al corpo di funzionare.

Arlene rimase in ospedale con Peg, che l'aveva raggiunta, mentre Jack andò in macchina in Pennsylvania dall'altra figlia, Carrie, di 21 anni, che frequentava il Gettysburg College. Non gli venne in mente di telefonare. "Volevo essere lì, quando avrebbe appreso la notizia," spiega.

Guidò, solo con i suoi pensieri, arrivando alle 6 del mattino. Rimase seduto in auto fuori del dormitorio finché non vide accendersi una luce.

Mentre svegliava Carrie, le spiegò cosa fosse accaduto ed insieme rifecero il percorso di quattro ore fino all'ospedale, ascoltando gli aggiornamenti alla radio della macchina.

All'arrivo, le condizioni di Amy erano immutate. "Sembrava talmente in salute che mi ritrovai a dirle 'Forza Amy, andiamo, puoi farcela,'" ricorda Arlene. Le palpebre avevano dei tremiti occasionali e credettero che forse c'era una flebile speranza. Ma le infermiere spiegarono che si trattava di uno spasmo involontario e, veloci come erano venute, le loro speranze appassirono nuovamente. Una volta, Arlene e Carrie le cantarono alcune delle canzoni che avevano imparato a catechismo. Nonostante tutto, il quinto giorno, le funzioni cerebrali di Carrie cessarono.

Ad un certo punto, durante la lunga attesa, Peg chiese timidamente, "Se le cose non dovessero risolversi, avete pensato alla donazione degli organi?" L'idea non era nuova nella famiglia Locicero, a causa di una tragedia che Amy aveva subìto un anno prima. Dopo soli tre mesi di matrimonio, suo marito Gary, di 26 anni, era morto per un cancro al pancreas. Quella volta avevano discusso se un trapianto avrebbe potuto salvarlo, sebbene alla fine fosse venuto fuori che non sarebbe stato in ogni caso possibile.

Ora forse Amy avrebbe potuto aiutare qualcun altro. Come dice Jack, "Ne sapevamo pochissimo, ma avremmo volentieri accettato un trapianto per Gary, quindi perché non voler donare?"

La famiglia voleva un'ultima verifica che Amy se n'era andata per sempre, e chiese di essere presente quando avrebbero staccato la ventilazione. I dottori furono d'accordo. Quando guardarono, fu chiaro che Amy non poteva respirare da sola. "La cosa più dura da accettare era che non poteva più vivere. La decisione di donare non fu per nulla difficile. Si arriva ad un punto in cui ci si rende conto che è la cosa giusta da fare e quindi riuscimmo a lasciarla andare," ricorda Arlene.

Da allora sono diventati ambasciatori per la donazione d'organi e tessuti e membri fondatori della Transplant Speakers International, cosa che permette loro di parlare a congressi medici, scuole ed organizzazioni che gestiscono i trapianti, e ovunque vedano un'opportunità per raccontare la loro storia.

Un anno dopo, il killer di Amy, Colin Ferguson, che era stato sopraffatto e fermato da alcuni passeggeri, fu condannato a sei ergastoli. Quando le viene chiesto di lui, Arlene dice: "E' dove merita di stare, ma preghiamo per la sua anima." Lei gli ha scritto con questo spirito, ma non ha avuto risposta e la sua ultima lettera è tornata al mittente con la scritta "consegna rifiutata" sulla busta.

Tre dei quattro riceventi un organo di Amy sono morti, una di loro, una donna di 55 anni dell'area di New York, che soffriva di un'infezione polmonare, solo due mesi dopo il trapianto di fegato. Theresa Caravella, di Islip, New York, che ricevette il cuore, all'epoca del trapianto aveva solo la forza di alzarsi dal letto. Ha vissuto per altri 13 anni ed ad ogni Festa della Mamma era solita mandare dei fiori con un bigliettino con su scritto "Dal cuore di Amy." Il terzo era il quarantenne Jerry Bradley, un falegname di Glen Falls, New York, che ebbe un rene, e morì nel

1996. L'altra persona che ricevette un rene, Betty Janko, di Dallas, è invece ancora in contatto con la famiglia Locicero.

Tutte e tre le morti li hanno rattristati, particolarmente quella di Jerry, che era diventato un caro amico. Ma non hanno mai sofferto del trauma che alcuni osservatori paventano. "Non stavamo perdendo di nuovo Amy. Stavamo perdendo Jerry," dice Jack. Entrambi sottolineano che non sentono che il loro dono sia andato perso in alcun modo a causa delle morti dei riceventi. "Il trapianto non è una scienza esatta," osserva Arlene.

Sebbene non ci sia la sensazione di poter chiudere il cerchio, le donazioni hanno affievolito, il dolore. "Non è come mettere un cerotto sulla ferita, che poi guarisce," dice Arlene. "Però c'è un senso di soddisfazione nel sapere che abbiamo potuto essere d'aiuto."

Le rimangono i ricordi per consolarla. Uno è di Amy a sei anni, sull'altalena del giardino, mentre canta una delle sue canzoni preferite: "I'm bound for the Promised Land[3]."

---

[3]   Trad: "Sono diretto alla Terra Promessa." N.d.T.

Una Bambina Vivace Ha
Bisogno Di Un Cuore Nuovo

Lacey Wood, nata nel Maggio 1989 a Placerville, California, era stata una bambina perfettamente sana per i primi 10 mesi della sua vita. Così, quando un sabato mattina della primavera del 1990 ebbe un raffreddore e sembrava avesse difficoltà a respirare, la madre, Colleen, si preoccupò, ma non era eccessivamente apprensiva. Portò Stacey dal medico di famiglia il quale, dopo alcune analisi di routine, sganciò la bomba. "Incontriamoci al pronto soccorso," disse. "Sto cancellando tutti gli appuntamenti della giornata."

Più tardi, all'ospedale locale, un dottore distogliendo lo sguardo dalle lastre che stava osservando disse a Colleen, "Abbiamo un problema." "Che c'è?" ricorda di aver chiesto, incapace di credere che la sua bimba piena d'energia potesse essere gravemente malata. Fu l'ultimo commento frivolo che fece in molti mesi.

"La sua bambina ha un serio problema al cuore. Dobbiamo metterla subito in terapia intensiva all'ospedale Davis," disse il dottore. Appena lei ed il marito, Grayson, salirono sull'ambulanza, un'infermiera disse all'autista: "Fai in fretta. Non sappiamo se ce la farà ad arrivare in tempo." Colleen si sentì gelare il sangue.

Al Davis Medical Center dell'Università della California, non riuscì a separarsi da Lacey neanche per farle fare le analisi. Dopo un'attesa che sembrò interminabile, un'infermiera uscì dicendo "la vostra bambina è stata attaccata alle macchine, per sopravvivere." La notizia la portò ad uno stato di prostrazione ancora più basso.

Ricorda che altro tempo passò, sebbene la maggior parte in uno stato di completo smarrimento, fin quando uno dei dottori aggiunse un'altra cosa di cui preoccuparsi. "Ci disse che non sapevano se ne sarebbe uscita e, se lo avesse fatto, quanta funzionalità avrebbe avuto il suo cuore." Marito e moglie rimasero così, uno accanto all'altra, in ansia.

Un ulteriore shock li attendeva, quando furono fatti entrare nell'unità.

"Lacey sembrava così piccola e c'erano tubi che uscivano da ogni parte del suo corpo," dice Colleen. Per una famiglia senza precedenti di problemi di cuore e quasi nessun'esperienza di malattie serie, era un mondo nuovo.

Per tre settimane Colleen sedette in una sedia a dondolo nella stanza di Lacey. Non lesse, non lavorò a maglia o parlò al telefono. Pulì la stanza ed aiutò le infermiere con i lavori di routine, ma per la maggior parte del tempo trascorse ore con lo sguardo fisso ad osservare il monitor del cuore di sua figlia.

Alla fine le cose sembrarono girare per il meglio. I dottori la tolsero dalle macchine e la lasciarono tornare a casa, in cura con una varietà di medicinali talmente vasta che Colleen non avrebbe mai pensato possibile e la rigida raccomandazione di non far scatenare troppo la bambina, che non fosse troppo attiva. "I medici ci dissero che ancora non sapevano quanto fosse forte il suo cuore. Dovevamo aspettare e vedere."

L'attesa era snervante, con la costante preoccupazione anche del più piccolo cambiamento, finché un giorno, all'ospedale, un dottore disse loro "Lacey potrebbe essere una candidata per un trapianto." Poche settimane prima questo sarebbe suonato terrificante. Ora vi si afferravano. "Intende che c'è una possibilità che viva?" chiesero.

Lacey fu valutata dall'équipe trapianti dello Stanford Hospital & Clinics. Dopo aver determinato che era una buona candidata per un trapianto di cuore, la aggiunsero alla lista. Ma i cuori per i bambini, scoprirono presto i genitori, sono sempre molto rari. Ogni tanto Lacey aveva una ricaduta e dovevano riportarla in terapia intensiva alla UC Davis.

"Ho sentito morire dei bambini. Era orribile," dice Colleen. "Si capiva sempre. Il battito accelerava improvvisamente, i monitor cominciavano a suonare, dottori ed infermiere arrivavano di corsa in una delle stanze, le loro voci sempre più allarmate. Sapevi che stavano facendo tutto il possibile, quindi sentivi singhiozzare i genitori, a volte con dei lamenti, e le infermiere che provavano a consolarli. Quindi, dopo, solo un orribile vuoto attorno a quella stanza."

In modo angoscioso, parecchi dei bambini nell'unità potevano essere potenziali donatori d'organi. Colleen provò a non stare troppo vicina a quelle famiglie. "Fa spavento pensare che tua figlia può essere salvata se una di quelle famiglie perde il suo bambino." In qualche modo, si sentiva sicura che, se un cuore fosse arrivato, sarebbe stato da quel piccolo gruppo di persone.

Decise che sarebbe stato meglio se fosse andata a vivere a Stanford, dove il trapianto avrebbe avuto luogo. I membri della famiglia portavano un cercapersone ovunque andassero. Con loro grande gioia e sorpresa, nell'arco di pochi giorni ricevettero la notizia che attendevano.

Lacey combaciava con un cuore che era in viaggio dallo Utah. Non riuscivano a crederci.

Poche ore dopo, arrivò un secondo messaggio. Durante il volo, il cuore era risultato positivo all'analisi per l'epatite. Ne furono devastati. "Tutte le speranze che avevamo crollarono come un castello di sabbia," ricorda Colleen.

Quattro giorni dopo, nel mezzo della notte, squillò il telefono. Un altro cuore era stato donato ed andava bene per Lacey. Veniva dall'ospedale UC Davis. Come consumati da emozioni contrastanti, attesero di nuovo. Questa volta il cuore era in perfette condizioni.

Tempo dopo scoprirono che apparteneva ad un bambino di 22 mesi che era sfuggito alla madre ed era caduto attraverso le sbarre della ringhiera del balcone, al terzo piano.

La vita di Lacey ne è stata trasformata. Quasi nel giro di una notte divenne sana, felice e sicura. Quando aveva 5 anni, ai bambini del suo asilo fu chiesto di descriversi con una parola che cominciasse con la prima lettera del loro nome. Lei scelse "lucky", fortunata, e da quel momento è stata per tutti Lucky Lacey.

Ha giocato a basket e pallavolo per la squadra del suo Liceo, è andata a fare snowboard nelle vicine montagne della Sierra Nevada, è montata su biciclette infangate con fiera determinazione e ha suonato le percussioni nella banda della scuola. "Proverà ogni cosa," dice Colleen.

I Wood hanno scritto molte volte alla famiglia del donatore, ma finora non hanno ricevuto risposte. "Mi piacerebbe veramente molto che vedessero come la vita del loro figlio va avanti dentro di me," dice Lacey. "Gli sono così grata che non so trovare le parole per dirlo."

Quindi, tre anni fa, la sua vita è cambiata di nuovo. Ha cominciato a sentire che stava perdendo un po' della sua energia. Si sentiva più stanca di quanto non avrebbe dovuto, meno interessata alle nuove sfide, alle attività. Le analisi rivelarono coaguli di sangue nelle braccia e nelle gambe e dovette trascorrere tre mesi in ospedale. Sembrava che questa volta fosse per colpa dei reni, che mai gli avevano creato problemi, forse per le alte dosi di immunosoppressori che erano comuni 15 anni fa.

Colleen e Grayson speravano di poter essere adatti a donarle un loro rene, invece venne fuori un'altra voce dal coro: Tyson, il fratello di Lacey, due anni più grande della sorella, era determinato ad aiutarla. "Voglio che stia bene," continuava a dire. Con sua grande frustrazione scoprì che non poteva essere donatore vivente fino a che non avesse compiuto 18 anni.

Ma quando arrivò quel giorno, senza esitare, volle andare avanti con la donazione. I test mostrarono che i suoi reni erano compatibili sotto ogni aspetto con quelli della sorella. "Ora so di essere veramente Lucky Lacey," dice, "avendo un fratello che ha fatto questo per me e che mi è anche perfettamente compatibile."

La Decisione Di Una Figlia
Salva La Vita Del Padre

Quando il telefono squillò nella casa di Chet Szuber a Berkley, Michigan, alle 4.45 di un martedì mattina del 1994, lui disse alla moglie Jeanne "Avranno sbagliato numero. Non rispondere."

La sua indifferenza era comprensibile. A quel tempo, era rimasto in lista d'attesa per un cuore nuovo per quattro anni. Aveva subìto due infarti e tre operazioni per impiantare un bypass. A 42 anni, fu costretto a pre-pensionarsi. A 58, riusciva a salire un piano di scale con difficoltà. Chinarsi per lavarsi il viso lo lasciava boccheggiante in cerca d'aria. Per mezzogiorno, era già stanco.

Ma per Jeanne, il suono del telefono fu come un allarme. Andò a rispondere in cucina – e rimase lì. Con grande sforzo, Chet si alzò dal letto per scoprire cosa stesse succedendo. Anche allora non ebbe sentore di quello che stava per avvenire. Jeanne guardò su, il volto pallido per lo shock. "Patti ha avuto un brutto incidente" fu tutto quello che riuscì a dire, passandogli il telefono, e camminando verso il soggiorno.

Incredulo, Chet ascoltò una voce dell'ospedale universitario di Knoxville che diceva, "Sua figlia sta per morire." Lui e Jeanne rimasero lì sul posto, lui seduto su una sedia della cucina, lei nel soggiorno, troppo smarriti per muoversi.

Dopo un po', capirono che c'era molto da fare. Svegliarono l'altra figlia, Janette, quindi telefonarono ai quattro figli maschi, tutti abitanti in zona. Presto l'intera famiglia fu riunita, cercando di assorbire la notizia che la più giovane della famiglia, 22 anni ed una carriera come infermiera appena iniziata, che era andata in campeggio sulle Great Smokey Mountains, potesse essere la prima di loro a morire.

Mentre parlavano, Chet si ricordò che quattro anni prima Patti gli aveva detto di aver firmato la tessera di donatrice d'organi. "E' bello" le aveva risposto, dimenticando con il tempo l'accaduto. Ora non riusciva a toglierselo dalla mente. Quella era una cosa che potevano fare per lei. Chiamò il dottore con cui aveva parlato prima. "Per favore faccia tutto quanto è umanamente possibile per salvare mia figlia," riuscì a dire, "ma se le cose non dovessero mettersi bene, voglio che sappia che era suo desiderio essere una donatrice d'organi."

Due dei ragazzi presero il primo volo da Detroit, mentre Chet e la moglie li seguirono il giorno seguente. "Avevo paura che Chet non sarebbe sopravvissuto al viaggio," dice la moglie.

Una volta arrivati in ospedale, appresero che su una strada tortuosa di montagna, la macchina di Patti aveva colpito un masso di granito sul ciglio della strada e si era capovolta. Patti era stata sbalzata sull'asfalto ed il suo cervello aveva riportato gravi lesioni cerebrali. La ventilazione artificiale manteneva regolare il suo respiro. Rick, il fratello più giovane, era rimasto seduto accanto a lei per tutta la notte, tenendole la mano ed accarezzandole la fronte, ma lei non rispondeva in alcun modo.

Altri membri della famiglia continuarono ad arrivare e con loro molti amici di Patti, finché non furono ben in diciassette in ospedale. Il sabato, le furono somministrati gli ultimi sacramenti del rito Cattolico. La domenica, ne fu dichiarata la morte. Chet firmò il consenso a donare gli organi di Patti e, dice, è stata "la firma più difficile che abbia mai dovuto apporre." Così facendo, il suo cuore, i polmoni, il fegato e le cornee furono donati.

Preparandosi ad uscire dall'ospedale, Chet ricorda che Susie, una coordinatrice dei trapianti del Tennessee Donor Services, gli corse incontro dicendogli, "So che è stato in lista d'attesa per un cuore per quattro anni. Esiste qualcosa chiamata 'donazione diretta' che permette ai donatori di designare i riceventi degli organi. Lei può avere il cuore di Patti."

Rimase sconvolto dall'idea. "Come potevo farlo, con ogni battito a ricordarmi lei?" pensò. Disse velocemente di no, con ovvia delusione di Susie, incamminandosi verso il lungo corridoio che portava all'ascensore.

Fu una camminata rivelatrice. "Non voglio apparire sentimentale," dice ora, "ma in quel momento sentii che Patti mi stava implorando di accettare il suo dono. E' dura ricordare tutte le cose che mi passarono per la testa. E' la cosa giusta? mi chiedevo. Non è egoista? Che dirà la famiglia?" Tornò indietro cercando di dissipare la confusione che aveva.

L'idea preoccupava Jeanne. "C'era sempre stato detto che poiché era un uomo grande e grosso aveva bisogno del cuore di una persona altrettanto grande. Lui è alto 1 metro e 80 centimetri ed anche così malato il suo peso si avvicinava agli 81 chili. Patti era alta solo 1 metro e 55. Non volevo perdere anche lui."

Jeanne radunò tutti i figli e Chet disse che stava a loro decidere. "Deve essere una decisione unanime. Se qualcuno ha un'obiezione, non lo farò." Ci fu una pausa. Quindi qualcuno disse "Devi farlo papà." Fu il pensiero di tutti.

Ritornò in Michigan ed il Dottor Jeffrey Altshuler dell'ospedale William Beaumont di Royal Oak volò in Tennessee. "Per favore sia gentile con lei," Chet gli disse. Alle 4 di mattina del lunedì, il chirurgo rimosse il giovane e forte cuore di Patti. Alle 6 del mattino, Chet fu portato in sala operatoria. "Alle 9 e 10," ricorda con voce strozzata, "il suo cuore batté per la prima volta dentro di me."

Dal momento in cui si svegliò dall'operazione, non riuscì a credere a quanto si sentisse bene e quanto chiara fosse la sua mente. "Prima, con il cuore che non forniva abbastanza ossigeno al cervello, la mia capacità di memorizzare le cose era bassissima. Potevo leggere un paragrafo di un libro e poco dopo non ricordare quello che avevo letto."

"Meno di tre mesi dopo, andavo a caccia al cervo nel nord del Michigan, qualcosa che non avevo più fatto per anni perché non riuscivo neanche a camminare fino al capanno per l'appostamento. In un anno, andavo a caccia di caribù nel Quebec del nord, dove ci sono solo rocce, acqua e alberelli -- non un posto per una persona malata."

"Posso colpire una pallina da golf con forza e mi sono ripromesso di non arrabbiarmi più per un colpo tirato male. Per la maggior parte, ho mantenuto questa promessa perché non dimentico mai che la Mietitrice ha provato a prendermi per 35 anni."

Sebbene sia stato un venditore di impianti di riscaldamento e condizionamento per la maggior parte della vita, quando era malato ha studiato agricoltura ed ha creato una piantagione d'alberi di Natale grande 160 ettari che oggi è un'azienda florida. Ha viaggiato per il mondo, provando con la sua sola presenza la forza del trapianto. "In tutti questi anni non ho mai avuto il minimo segno di rigetto. E' come se questo cuore sia in grado di andare avanti per sempre," dice.

"La cosa migliore è che posso stare con i miei nipoti. Fino ad allora non ero un nonno molto bravo. Non che non li amassi. Semplicemente non potevo interagire con loro, sollevarli o stare al loro passo. Ora ce ne sono 12, da 2 a 18 anni, e posso fare qualsiasi cosa vogliano da me."

E' sempre conscio che Patti è una parte di lui e, dopo 13 anni, le lacrime gli vengono facilmente, quando prova a parlare di lei. "Sono sicuro che è quello che avrebbe voluto," aggiunge. E sebbene gli dia i brividi pensarci, ricorda che, dopo il trapianto, parecchi amici della figlia andarono a trovarlo per dirgli che lei aveva raccontato loro quanto lui fosse malato e che sperava di poterlo aiutare a stare meglio. "Sta facendo per me più di quanto potesse immaginare."

Il Giorno Che Spararono A Shafeeq

Per quattro lunghi mesi, Larry Montgomery, un dentista bianco di 39 anni, padre di tre bambini, era rimasto nell'unità di terapia intensiva dell'ospedale della Temple University di Philadelphia, con un cuore atrofizzato. La stessa malattia aveva ucciso il fratello di 35 anni ed il padre.

Ormai il suo cuore era troppo danneggiato per essere riparato. Solo un cuore nuovo poteva salvarlo ed aveva paura che le speranze che questo divenisse disponibile in tempo fossero molto basse.

"Era realmente spaventoso," ricorda. "Pazienti che arrivavano in ospedale avendo bisogno di un trapianto di cuore, come me, morivano nell'attesa." Un uomo portato nel letto accanto al suo, morì poche ore dopo essere stato ricoverato. "Feci in tempo a stringergli la mano una volta, e, quando tornai in camera, era morto."

A pochi chilometri di distanza, nella parte sud di Philadelphia, un esuberante quindicenne di colore, Shafeeq Murrell, stava mettendo il piede fuori della porta di casa, diretto ad una partita di basket tra amici. Era il giorno sbagliato. Senza preavviso, Shafeeq si trovò nel fuoco incrociato di una lotta di bande rivali di spacciatori di droga e fu colpito alla testa.

Gail, la madre, appena rientrata a casa dopo aver usato un buono acquisto per il figlio nel negozio d'abbigliamento Eddie Bauer, fu sorpresa di sentire una vicina che bussava insistentemente alla sua porta e quindi, in modo quasi incomprensibile, sentirla gridare più e più volte. "Hanno sparato a Shafeeq, sbrigati, hanno sparato a Shafeeq."

Tremando dalla paura, Gail corse in strada. "Era solo un isolato e mezzo, ma sembravano dieci," dice. "Quando arrivai, mio figlio giaceva al suolo. Si fecero tutti da parte, sembrava fossi sola con lui. M'inginocchiai. Continuai a dirgli 'Andrà tutto bene Shafeeq'. 'Andrà tutto bene.'"

Ma all'ospedale Shafeeq non stava per nulla bene. "'Stiamo cercando di ridurre il gonfiore nel cervello' ci dissero i dottori. Ma non ci riuscirono. Non riuscirono mai a ridurlo."

Gail ha ancora difficoltà a capacitarsi di come un ragazzo gentile e apprezzato come Shafeeq, con così tanto da dare, abbia potuto terminare lì il suo viaggio. "Al funerale, c'era una coppia di anziani che non conoscevamo. Si avvicinarono per dirci che un giorno Shafeeq aveva notato la signora in difficoltà nel portare a casa la spesa. Dopodiché, lui era andato al supermercato per loro una volta a settimana. Non ci aveva mai detto nulla a riguardo – e non prese mai nulla per averlo fatto."

Aveva lasciato la stessa buona impressione sulle persone dell'ufficio comunale per gli immobili della cittadina, dove aveva lavorato in estate come stagista, ed era così benvoluto che, eccezionalmente, fu messo in pianta stabile sul libro paga. Una donna che aveva lavorato con lui, ricorda come l'accompagnasse alla metropolitana quasi ogni sera, preoccupato per la sua sicurezza.

Adesso i genitori di Shafeeq avevano un'altra prova da superare. Stacey, la figlia, era un'infermiera ed aveva capito prima dei genitori che era improbabile che Shafeeq ce l'avrebbe fatta. Quando i dottori confermarono che era morto, si fece forza per porre una domanda che anche la maggior parte dei professionisti trova difficile.

Ma doveva essere fatta in quel momento o non posta proprio, pensò.

Raccogliendo tutto il suo coraggio, chiese ai genitori: "Doneremo gli organi? Potrebbe salvare altre famiglie da quello che stiamo passando noi." Per quanto scioccante potesse essere la richiesta per persone in tale stato di sofferenza, la risposta fu chiara. "Naturalmente."

"Avevo letto qualcosa sulla donazione degli organi, l'avevo visto in televisione, ma non mi ero mai soffermata a pensarci per più di un secondo," dice Gail oggi. "Ma nel mio cuore sapevo che era la cosa giusta da fare."

Intanto, a Temple, Larry stava pensando al suo compleanno imminente, consapevole che era più che probabile che fosse l'ultimo, quando ad un tratto sentì queste parole: "Pensiamo di avere un cuore per lei." La sua mente si riempì di un miscuglio d'emozioni, ma tra loro c'era sempre un pensiero: "Qualcuno è dovuto morire per darmi questa possibilità."

Tutto quello di cui era a conoscenza era che si trattava di un quindicenne, e più tardi si convinse che colui che gli stava donando il cuore era il ragazzo di Wharton Street di cui parlava il giornale. Il trapianto fu più complicato del solito: rimase senza conoscenza per 24 ore e contrasse una grave infezione che lo lasciò a letto per settimane. Lentamente migliorò, fu dimesso dall'ospedale ed in sei mesi riacquistò una vita quasi normale.

Da allora, si è rimesso sempre più in forze, partecipando a corse di 5 chilometri, nuotando, ed insegnando alla University of Pennsylvania Dental School. "Non c'è nulla di atletico che abbia paura di affrontare adesso," dice.

Per tutto il tempo ha pensato al suo donatore ed alla sua famiglia. "Scrissi loro una lettera nella mia mente, ed ogni giorno la ripetevo a me stesso. Ma la paura di ferirli mi ha frenato."

Quindi un giorno, mentre guidava accanto ad un uomo che voleva comprare la sua auto, il cuore ebbe un sussulto: aveva appena attraversato Wharton Street. "Credo che il mio donatore vivesse qui," disse a bassa voce. La risposta dell'uomo gli mozzò il fiato. "Ero al suo funerale. Mia moglie lavorava con lui."

Con impazienza, pur se con un po' d'apprensione, le famiglie di Gail e di Larry si organizzarono per incontrarsi. Adesso pensano a loro stessi come ad una famiglia allargata. Gail è entrata a far parte del Gift Of Life Donor Program, il gruppo che coordina i trapianti, e da allora rappresenta un punto di forza delle relazioni multiculturali dell'associazione. Lei e Larry hanno spesso tenuto discorsi volti ad incrementare la consapevolezza del pubblico sulla necessità di avere più donazioni.

Le viene di frequente chiesto perché lo abbia fatto. "Devi aiutare gli altri, chiunque essi siano, o da qualsiasi parte provengano," dice come se non ci possa essere altra risposta possibile. Cosa prova per il fatto che il cuore del suo ragazzo è andato ad un bianco e non ad un nero? E' andato a chi ne aveva bisogno, replica. "Il cuore non ha colore."

Una Famiglia Dona Cinque Reni – Tre A Completi Sconosciuti

Una famiglia del Midwest ha stabilito un considerevole record nelle donazioni: cinque dei suoi membri hanno donato un rene, tre dei quali sono andati a completi sconosciuti. Si sono auto-definiti come il One Kidney Club, il club del rene. Lo United Network for Organ Sharing non è al corrente di altre famiglie che possano vantare un tale primato. La storia ha inizio nel 1990, quando Aaron Schurman, allora diciassettenne, stava morendo per un collasso del rene. La madre, Joan, fece l'unica cosa che sapeva avrebbe potuto salvarlo: gli donò uno dei suoi reni. "Era bellissimo vederlo in piedi ed in forma subito dopo l'operazione," racconta con una risata.

Per Joan, il processo fu molto più doloroso. Prima della laparoscopia, trascorse cinque giorni in ospedale e per molti mesi a venire fu impossibilitata a prendere in braccio il suo nipotino o a guidare il trattore nella fattoria di famiglia. Ma era profondamente contenta di essere riuscita a salvare la vita di suo figlio, il quale rimase in salute per oltre otto anni. Quindi, in modo inquietante, Aaron cominciò a notare i primi segnali dei sintomi che aveva avuto in passato. Lentamente, il suo corpo cominciò a rigettare il nuovo organo.

Tenne la notizia per sé per mesi. "Pensavo che mia madre sarebbe crollata al saperlo," dice oggi. Ma col tempo divenne troppo malato per nasconderla. "Era un rottame. Questo giovanotto sembrava dover morire," racconta Tom Falsey, lo zio di Aaron. Le cose si misero così male che i medici dovettero rimettere Aaron in dialisi, in attesa che un nuovo rene fosse disponibile.

Per tutto questo tempo, Tom, un ingegnere progettista, di 45 anni all'epoca, si era tormentato per capire cosa potesse fare per aiutarlo. Per un bel pezzo, una donazione da vivente non gli venne in mente. "Non eravamo biologicamente collegati, essendo sposato con la sorella della madre, e pensavo che la compatibilità in tali situazioni fosse molto rara, come vincere alla lotteria."

Vedendo la pelle grigiastra di Aaron ed i suoi passi strascicati come di un anziano, decise infine di provare. "Non puoi guardare qualcosa come questa e non fare nulla." Con sua sorpresa, aveva una buona compatibilità e, senza esitare, iniziò a prepararsi – perdendo peso, facendo esercizi e, tanto per stare sul sicuro, mettendo in ordine i suoi affari. "Mi sentivo in colpa per non averci pensato prima," dice.

Con Aaron che stava rigettando il rene della madre, lo staff medico fece una previsione accorta. Pensando che ciò avrebbe aumentato le sue opportunità di avere un altro trapianto, tolsero il rene difettoso.

Le cose non andarono nel modo previsto. Quarantotto ore prima che il trapianto avesse luogo, a Tom fu fatto un ulteriore controllo incrociato – un test di routine, pensava – ma in quelle ultime ore i medici decisero che il rischio di rigetto era troppo alto ed annullarono il trapianto. Ne fu distrutto. "Non credo ci si possa render conto di quanto vuoi donare fino a quando non scopri che non puoi," afferma. Raramente nella sua vita si era sentito così abbattuto.

La salute di Aaron continuò a peggiorare fino a quando sua sorella Michelle, 33 anni all'epoca dei fatti e madre di due bambini piccoli, prese una decisione. Aaron aveva fino a quel giorno rifiutato categoricamente che lei gli donasse uno dei suoi reni. "Ho avuto abbastanza da questa famiglia," sostenne. "Come potrei guardare i tuoi figli se ti accadesse qualcosa?" Lei insistette e, dopo quattro anni in lista d'attesa, lui era troppo malato per dissuaderla.

Il trapianto fu fatto cinque anni fa ed ora Aaron è in piena salute. "Qualcosa doveva esser fatto," dice semplicemente Michelle. "Il tempo stava scadendo."

Tom, all'opposto, era ancora sconsolato dalla sua impossibilità di dare una mano, ed un'idea cominciò a prendere forma nella sua mente.

"Mentre mi preparavo, avevo appreso quanto seria fosse la scarsità di organi e come le persone muoiano mentre aspettano. Osservai di prima mano quanto bisogno ci fosse anche di un solo rene in più."

Fu pungolato dal fatto che nella sua famiglia non c'era storia di problemi renali. "Le speranze di perdere io un rene erano molto basse – troppo basse per preoccuparmene quando così tante persone sono disperatamente alla ricerca di qualcosa di cui io posso fare a meno."

Fu così che, senza dubbi, decise di donare uno dei reni a chiunque fosse in lista d'attesa. Il team medico dei trapianti del Nebraska Medical Center doveva decidere chi fosse maggiormente compatibile e avesse maggior bisogno. Anche se si parla del recente 2003, non si trattò di cosa semplice. Il Nebraska non aveva alcun programma per i donatori anonimi e dovette stabilire nuove procedure. Tom fu sottoposto ad una serie di domande – incluse alcune, racconta, preparate per assicurarsi che fosse sano di mente ed altre che attestavano la conoscenza dei rischi che lo attendevano, trattandosi di un'operazione chirurgica impegnativa.

"Per allora, in ogni caso, avevano visto quanto ero determinato e, alla fine, furono d'accordo." Il ricevente fu Jordan Shaw, sedicenne di Omaha, che soffriva di cancro da quando aveva due anni e le cui funzioni renali erano state annientate. Nessuno della sua famiglia era adatto alla donazione.

Al primo anno di liceo, Jordan fu assente da scuola per 43 giorni a causa della dialisi e, per recuperare il tempo perso, prima di andare alla scuola estiva guidava fino alla clinica alle 5.30 del mattino, tre volte a settimana. Una delle cose che, comprensibilmente, lo diverte di più oggi, è guardare la TV a notte fonda. Quando incontrò Tom, disse che gli sarebbe stato grato per sempre. "Non si può veramente dire grazie solo una volta," spiegò.

Tom stesso uscì dall'operazione senza problemi significativi. "E' stato un po' come avere un raffreddore. Avevo dolori, ero stanco e non riuscivo a dormire bene. Ma era tutto qui. Non c'è mai stata alcuna suggestione di contorcersi nella sofferenza." Non prese neanche la morfina che il dottore gli aveva prescritto.

L'impatto emotivo fu ugualmente moderato. I sentimenti di Tom nell'incontrare Jordan erano un misto di apprezzamento che stesse così bene e la preoccupazione che il rene che gli aveva donato era molto più "vecchio" del ricevente. "Continuavo a sperare di essermi preso buona cura del rene cosicché gli durasse per molto tempo," ricorda.

"Avevo anche imparato che la compatibilità tra persone non della stessa famiglia non è così rara. Infatti, gli organi di quasi ogni persona sono compatibili con qualcuno su quella lista d'attesa. Non so spiegarmi perché molta gente non si faccia avanti."

Questo, in ogni modo, fu solo il primo capitolo. Il fratello di Tom, Jim, prete cattolico, rimase talmente impressionato dal bene che ne era venuto e da come Tom aveva reagito all'operazione che decise di seguirne i passi.

Ora era il turno di Tom di essere preoccupato. "Se era stata una passeggiata per me non significava che sarebbe stata priva di rischi per lui. Ricordo che gli dissi 'Non è come donare il sangue.'"

Ma Jim era egualmente determinato, vedendo nella donazione un'esperienza religiosa, credendo che, come custodi dei doni del Signore, tutti noi abbiamo l'obbligo di aiutare gli altri. "Avevo due reni che funzionavano bene, qualcuno non n'aveva nessuno. Il rene che donavo mi aveva servito bene per 59 anni."

La sua ricevente fu Karen Bryce, che nove anni prima aveva donato un rene a suo padre per scoprire più tardi che il rene restante stava collassando. Era malata al punto che le sue figlie adolescenti pensavano stesse per morire. Karen pensa a Jim ogni giorno. "Io l'ho fatto per qualcuno a cui volevo bene e non ho avuto riserve. Ma farlo per qualcuno totalmente sconosciuto era oltre la mia comprensione." Solo 450, delle oltre 84000 donazioni da vivente registrate dall'United Network for Organ Sharing dal 1988, sono state fatte da donatori anonimi.

Solo pochi mesi dopo, la moglie di Tom, Joyce, impressionata in particolar modo dalla differenza che il trapianto aveva portato nella vita di Aaron, il figlio di suo fratello, decise anche lei di donare un rene. "Prima era così malato che non riusciva a camminare. Un anno dopo stava alla grande," dice. "Non puoi non reagire a questo in qualche modo."

Il suo rene ha cambiato la vita di Regina McDonald, un'operaia di 39 anni che era obbligata da sei alla dialisi. "Ho visto morire molte persone. Ho visto gente che rinunciava. Non volevano più combattere."

Oggi i membri del 'One Kidney Club' provano sempre più a diffondere il messaggio. C'è una cosa che Tom non riesce a far comprendere alle persone. "Se sei in buona salute, questa donazione non è un gran problema. E non è un gesto eroico. C'è solo un senso di soddisfazione, sapendo che hai fatto la differenza nella vita di qualcuno."

Ha La Cittadinanza Da Due Settimane, Poi Muore In Un Incidente

Due settimane dopo essere stata naturalizzata cittadina Americana, Dereck Lopez, una bella diciottenne piena di talento che viveva a Forth Worth, fu uccisa da un guidatore ubriaco, mentre si recava ad una festa di Halloween. "Eravamo così orgogliosi di lei," racconta il padre, Jorge. "L'avevamo portata in Texas dal Messico quando aveva solo tre anni, e non aveva mai smesso di lavorare sodo per ottenere il meglio dalla sua vita."

Andava al college, era assistente dell'insegnante in un programma per bilingue, e faceva praticantato per diventare maestra d'asilo. Era diventata cintura nera di karate e tae kwon do, e faceva parte della squadra Olimpica juniores. Alle ultime gare aveva vinto la medaglia d'oro.

Ma ancor più di questo, dice Jorge, da quando era piccola si era impegnata per aiutare gli altri. "Se qualcuno aveva bisogno di una mano, lei era quella che gliela dava."

Una notte del Settembre 2002, sei settimane prima di essere uccisa, era entrata in camera dei genitori quando loro stavano guardando in televisione un programma Messicano sulla donazione degli organi per i bambini. "Se potessi aiutare quei bambini facendolo, lo farei," disse.

Durante i sei giorni in cui rimase in coma, Jorge e la moglie Blanca ebbero modo di riflettere su tutte queste cose. Il numero delle persone che fu vicino alla figlia, sorprese anche loro. Una notte, ricorda Jorge, 250 persone vennero in ospedale. Un rappresentante di una compagnia farmaceutica fermò loro figlio George per dirgli che non aveva mai visto così tanti visitatori lì. "Deve essere qualcuno importante," aggiunse. "E' qualcuno importante," replicò George. "E' mia sorella."

Così, il sesto giorno, quando venne detto loro che il cervello della figlia non mostrava più alcuna attività cerebrale, Blanca non esitò nel chiedere di donare i suoi organi. "E per quanto riguarda ossa e tessuti?" fu chiesto. "Qualunque cosa possa essere utile," confermarono.

"Tutta la famiglia fu d'accordo," dice Jorge. Parimenti, apparentemente, fu l'intera comunità. "Più di 700 persone vennero al servizio funebre – persone di ogni razza ed età. Il prete disse che aveva fatto una grande cosa. Il che fece molta impressione in coloro che ancora pensavano che la Chiesa Cattolica non fosse favorevole."

La famiglia Lopez è diventata molto amica di tre dei cinque riceventi gli organi di Dereck. "Dopo cinque anni, la donna che ha ricevuto il cuore e che vive in North Carolina, chiama mia moglie quasi ogni giorno," esclama Jorge.

Con loro sorpresa, i due uomini che hanno ricevuto un rene già si conoscevano fra di loro. Prima del trapianto avevano frequentato la stessa clinica per la dialisi. Uno era un Afro-Americano, sposato da 12 anni, ma senza figli. Un anno dopo il trapianto divenne papà. L'altro, un ispanico che era divenuto molto fragile, ha riacquistato le forze e da allora si è sposato.

"Non ho mai pensato ci fossero differenze tra le razze," spiega Jorge. "Ora lo so per certo. C'è una parte di Dereck in tutte quelle persone."

Lui e Blanca, che non avevano mai tenuto discorsi in pubblico, hanno creato la Fondazione Dereck Lopez ed ora parlano a tutti i tipi di audience di Ispanici, compresa una visita al centro nazionale trapianti del Messico. Trovano pochi avversi alla donazione degli organi e dei tessuti. "A volte qualcuno dice 'Non credo la Chiesa sia favorevole.' Noi gli ricordiamo quanto è stato detto al funerale." Con gli Ispanici che sono un quarto delle persone in lista d'attesa nell'area di Forth Worth, sanno che stanno aiutando a salvare delle vite.

La donazione ha fatto anche qualcosa per Jorge. "Quando Dereck rimase uccisa, ero così arrabbiato. Avevo pensieri così brutti. Avrei potuto andare avanti sentendomi così. Ma mi dissi che dovevo fare qualcosa di buono per spostare i miei sentimenti nella giusta direzione. Il modo in cui lei ha aiutato tutte quelle persone mi ha sorretto nel farlo. Il dolore per averla persa è lì, ma non sono più amareggiato."

Combattendo Per La Vita Durante Una Tempesta In Louisiana

Giovedì 22 Settembre 2005, una mamma di New Iberia, Louisiana, e la sua giovane famiglia, ancora scossi dall'uragano Katrina del mese precedente, si vedevano di nuovo costretti a lasciare la loro casa prefabbricata a causa di un imminente uragano di categoria quattro. Si stavano spostando di soli 15 chilometri, a Youngsville, una cittadina che non aveva ricevuto l'ordine di sgombero. Nell'attraversare un incrocio furono investiti da un camion a 18 ruote.

La mamma, Christie Leger, ed un'amica, ne uscirono con ferite minori. Ma nel sedile posteriore, Devan, di tre anni, era stato colpito in pieno. Fu trasportato al Lafayette General Medical Center con gravissime ferite alla testa.

Il marito di Christie, Roger, la raggiunse sul posto ed entrambi compresero immediatamente la gravità della situazione. "Sapevamo che c'erano molte possibilità che non ce la facesse. Ci sentivamo così inutili a poter solo attendere stando seduti lì."

Quasi inconsapevoli della tempesta, i Leger rimasero in attesa in ospedale, mentre la vita di loro figlio scivolava lentamente via. Il pomeriggio del sabato, fu detto loro che il bambino non ce l'aveva fatta. Parlarono insieme per qualche minuto. Quindi, senza che nessuno gli<lo avesse chiesto, dissero ai medici che volevano donare gli organi del piccolo.

"Continuavo a pensare che, se un cuore avesse potuto salvarlo, mi sarei seduta sul bordo del letto pregando che qualcuno lo donasse," dice Christie. "Quindi, pensai che c'era qualcuno lì fuori, seduto sul bordo di un letto d'ospedale, che sperava arrivasse un cuore a salvare la vita di suo figlio. Come potevamo dire di no se potevamo aiutarli?"

A quaranta chilometri di distanza, Kallie Barras stava aiutando a spostare i mobili a casa della nonna per proteggerli dall'allagamento. Lavorava per la LOPA, l'Agenzia per la gestione degli organi della Louisiana, ed i suoi compiti includevano il prendere contatto con le famiglie circa la donazione. Non era di servizio quel giorno ma, pur con l'area senza elettricità e le strade bloccate, le fu chiesto di andare fino a Lafayette. Se pensa a quei momenti, le vengono in mente le strade deserte ed allagate della città e le autostrade completamente libere.

Quando arrivò all'ospedale apprese che a causa dell'uragano, che era stato chiamato Rita, Devan sarebbe stato trasferito all'ospedale Our Lady of the Lake di Baton Rouge, dove i suoi organi potevano essere prelevati. Venne anche a sapere che l'unica ambulanza disponibile non aveva una macchina per la ventilazione adatta ai bambini. Così, nell'ora di viaggio necessaria, lei ed un infermiere del LOPA, Vashaun Rodgers, fecero i turni comprimendo una sacca di ossigeno per far scorrere il sangue di Devan e mantenere in funzione gli organi.

La pioggia battente ed i venti fino a 180 km l'ora continuarono a creare distruzione, gettando un muro d'acqua dal Golfo del Messico sulla terraferma. Molti membri dello staff non riuscirono a raggiungere l'ospedale ed, a causa del coprifuoco, a quelli che erano lì non fu permesso andarsene. Le linee telefoniche non funzionavano. Il laboratorio dell'ospedale era così sovraccarico di lavoro che le normali analisi del sangue per verificare se un paziente poteva essere un donatore non poterono essere eseguite; le informazioni utili a "piazzare" gli organi non poterono essere mandate perché i fax non funzionavano. Ed i principali centri per trapianti di New Orleans erano stati chiusi.

Con tutta quest'agitazione intorno, Devan fu mantenuto sotto ventilazione cosicché quando le condizioni fossero tornate alla normalità, i suoi organi sarebbero stati ancora adatti alla donazione.

Lentamente la tempesta si placò, ma influenzava ancora qualsiasi operazione. Con i sistemi informatici per la gestione della donazione degli organi della Louisiana fuori uso, non era possibile offrire gli organi a nessun abitante dello Stato. Dovettero guardare a candidati esterni. Furono contattati i centri trapianto di tre Stati e diverse équipe chirurgiche volarono fin lì attraversando cieli oramai placidi. Il cuore di Devan andò ad un bambino di cinque anni del North Carolina, il fegato ad una bimba di un anno della Florida, l'intestino ad un bebè di 18 mesi di New York, ed entrambi i reni ad un uomo di sessantatre anni anche lui della Florida.

Roger descrive Devan come un bambino giocoso, sorridente, affettuoso. La casa sembra vuota senza di lui e suo fratello Tyler, che ha adesso nove anni, non riesce ad abituarsi all'idea che non sia più lì a ridere e giocare con lui.

"Ma non ci siamo mai rammaricati della scelta. Se dovessimo farlo di nuovo, non cambierei nulla," spiega Christie. "Tutto sembrava senza senso quando è morto. Sapere che tutto ciò non è accaduto invano ci ha restituito un po' di pace."

I Trapiantati Meravigliati Dalle Loro Nuove Vite

Sette anni fa, un giovane del Kentucky con nessun problema rilevante di salute alle spalle, si ammalò improvvisamente, cadde in coma e gli fu trapiantato un nuovo rene. Lo staff dell'ospedale era orgoglioso di essere riuscito a salvargli la vita. Quando si svegliò e scoprì di aver ricevuto un trapianto, il ragazzo reagì con rabbia e rifiuto. "Nessuno mi ha dato la possibilità di scegliere" disse.

Venne fuori che le relazioni con la sua famiglia erano pessime e contestava il fatto che una decisione tanto importante fosse stata presa da qualcuno con cui aveva litigato. Dice molto sui trapianti che, quando Phyllis Kaiser, una coordinatrice dei trapianti al Jewish Hospital Transplant Center, venne a conoscenza della vicenda, ne rimase solo appena sorpresa. "Le reazioni dei trapiantati coprono un intero spettro di emozioni," spiega.

"Anche prima dell'operazione, molte persone non sono a proprio agio nel dover aspettare la morte di qualcuno per poter vivere. Quindi, quando ricevono l'organo, sentono di essere in qualche modo responsabili di quella morte. 'Non me lo merito' dicono alcuni. Nelle loro menti sanno che è una cosa assurda, ma trovano difficile scrollarsi quell'idea di dosso."

A volte nei primi sei mesi, dopo l'euforia iniziale che aver ricevuto un trapianto porta, molti pazienti soffrono di depressione. Prendono medicinali molto forti, il loro obiettivo non è più focalizzato solo sul sopravvivere e molti affrontano di nuovo dopo tanto tempo tutte le solite frustrazioni della vita. "Perché l'ho fatto?" si chiedono.

"Ma dovrebbe vederli dopo 12 mesi," dice Phyllis. "Sono persone completamente diverse: sono contenti di essere di nuovo parte del mondo, fanno sport, hanno di nuovo un ruolo nella vita familiare. Così, avvisiamo sempre tutti coloro che ricevono un trapianto che l'operazione è solo il primo ostacolo che dovranno superare. La maggior parte ci riesce ed in seguito si chiede come abbia potuto dubitare dei benefici."

Il suo compito primario con i pazienti è valutare se sono adatti proprio ad essere sulla lista d'attesa. Un tumore, anche se al di fuori dell'organo da trapiantare potrebbe essere sufficiente a non renderli adatti.

"Preferiamo vedere i pazienti appena i sintomi sono iniziati e sono, come diciamo noi, 'clinicamente precoci'. Vengono seguiti ad intervalli di tre mesi – o meno se le condizioni peggiorano. Le loro possibilità di farcela sono maggiori se vengono da noi prima di essere parecchio ammalati."

Qualunque sia il loro stato d'animo, la realtà fisica è che, dopo il trapianto, hanno tutti bisogno di immunosoppressori. Una gran parte del lavoro di un coordinatore è assicurarsi che rispettino le prescrizioni.

"Un paziente a cui ci eravamo affezionati cominciò di nuovo a fumare dopo il trapianto di fegato," dice Phyllis. "Gli fu diagnosticato un cancro al polmone e osservammo il suo declino per un anno e mezzo. L'ultima volta che lo vidi, lo abbracciai e nel farlo riuscivo a sentire le sue costole. Poco tempo dopo morì. E' frustrante, quando l'intero staff ha investito tempo, sforzi e affetto, guardare qualcuno farsi del male da solo." Sono pieni di paure anche nei casi meno complicati. "Avvertiamo ogni paziente che casi di rigetto sono possibili. E quando sentono la parola 'rigetto' ne sono comprensibilmente spaventati. Il sistema immunitario del loro corpo prova a respingere il nuovo organo e a volte sembra uscirne vincitore. Fortunatamente, i casi di rigetto acuto possono di solito essere trattati con medicine più forti finché non è sotto controllo. Quello che dobbiamo evitare è il rigetto cronico, che non è reversibile."

Alcuni trapiantati di rene che hanno avuto rigetti multipli devono tornare in dialisi. "E' un grosso colpo anche per i più ottimisti e per alcuni è devastante. Alcuni riescono a tornare a fare la dialisi tre volte a settimana e portare avanti un lavoro a tempo pieno. Altri sono invece talmente malati che la cosa li annienta, e non riescono a fare nulla nei giorni tra una dialisi e l'altra. Devono tornare al macchinario. Cominciano a chiedersi: a che scopo? Ed alcuni smettono volontariamente sapendo con quasi totale certezza che moriranno."

Questa è la parte negativa, ma Phyllis ha iniziato questo lavoro per un motivo. In precedenza lavorava per l'associazione dei donatori di organi del Kentucky, chiedendo ai familiari del defunto di donare. Diciannove anni fa, ha perso la figlia diciottenne, Kim, per una rara forma di cancro aggressivo alle ovaie. Dopo ciò, ha sentito il bisogno di vedere l'altro lato dei trapianti.

Oggi, quando ha una brutta giornata, si ricorda di un'altra diciottenne che era malata dalla nascita ed aveva ricevuto un nuovo rene. "Tutte le infermiere se ne prendevano cura come se lei fosse parte delle loro famiglie. Oggi, questa donna, che aveva subìto sempre una vita limitata, ha una carriera, un marito – siamo state tutte al suo matrimonio – ed un bambino, tre cose che non aveva mai sognato di poter vivere."

I successi, lo vede da sé, sorpassano di molto i fallimenti. Ma c'è di più. "I riceventi, in genere diventano membri produttivi della società e, avendo vissuto così da vicino l'altruismo di qualcun altro, sono sicura, divengono anche persone migliori," dice. "E' un guadagno meraviglioso per il mondo."

Gemelle Identiche, Identica Malattia, Identico Trapianto

Tre giorni dopo la sua nascita ad Hollywood nel 1972, Ana Stenzel fu operata per rimuovere un blocco intestinale. I rischi erano alti per una paziente così piccola, ma la procedura ebbe successo. Il personale dell'ospedale, in ogni caso, sospettava qualcosa di più grave. Le analisi mostrarono questo: Ana aveva la fibrosi cistica, la terribile malattia che aggredisce i polmoni e l'apparato digerente.

L'attenzione era ora spostata su Isa, la sua gemella omozigote, che non aveva mostrato alcun problema ma, essendo la malattia genetica, era anche lei a forte rischio. I genitori, la mamma Giapponese, il padre Tedesco, già sconvolti dalle condizioni di Ana, scoprirono così che anche Isa era risultata positiva al test.

"E' una malattia progressiva," fu detto loro. "I polmoni si deteriorano e quindi si rovinano. Non esiste rimedio."

Fino all'età di cinque anni, le bambine furono trattate con enzimi digestivi ed antibiotici per combattere la tosse cronica. Dopodiché furono necessarie terapie più drastiche. Per 45 minuti al giorno, due volte al dì, si sdraiavano sul cuscino mentre i genitori erano impegnati a premere sul petto per smuovere il denso muco che intasava i polmoni e poteva risultare in un'infezione fatale. "Ogni volta che saltavamo uno o due giorni, ci ammalavano," ricorda Isa.

Crescendo, le sessioni aumentarono – all'inizio tre volte al giorno, poi quattro, fino a cinque ore al giorno. "Il fardello sulle spalle dei nostri genitori era enorme," dicono, "ma non rinunciarono mai." Ogni compleanno tutta la famiglia esprimeva lo stesso desiderio: "Per favore fa che ci sia una cura per la fibrosi cistica."

Da circa quando compirono 12 anni, le ragazze furono in un certo qual modo in grado di sopportare l'incombenza di fare a turno nel premere l'una sul petto dell'altra e per quando ebbero 18 anni facevano tutto da sole. "Prendeva una grossa fetta di ogni giornata," dice Ana.

Per tutta l'infanzia erano entrate ed uscite dagli ospedali per infezioni polmonari, due o tre settimane ogni volta. Entrambe soffrivano di attacchi di tosse che le facevano piegare in due. Spesso non potevano camminare senza fermarsi di continuo a riprendere fiato.

Pensavano e parlavano molto della morte. Non era un'ipotesi improbabile. Per quando terminarono l'Università, tutte e quattro le ragazze con cui avevano condiviso l'alloggio al campo estivo per bambini affetti da tale malattia, erano decedute.

Tra distrazioni e timori, rimasero attive – la famiglia faceva molte passeggiate in montagna ed entrambe le ragazze facevano parte della squadra di nuoto del centro locale del YMCA. "Non riuscivamo a tenere il passo dei nostri coetanei in salute, ma facevamo quanto era nelle nostre possibilità," dicono. Trovarono entrambe la forza e la costanza di studiare tanto da essere ammesse all'Università di Stanford ed in seguito prendere un Master all'Università della California a Berkeley.

Ogni tanto le cose sembravano andar meglio ed Isa acquisì tanta sicurezza da sposarsi. Ma sotto sotto, la malattia progrediva.

Ana era sempre stata la più malata delle due. Spesso, nella notte, si svegliava di soprassalto colta dal panico cercando di respirare. "Provavo come la sensazione di stare per affogare," spiega. Rimase comunque turbata dallo scoprire durante un test, a 24 anni, che le rimaneva solo il 30% di capacità polmonare. Il suo medico l'attaccò all'ossigeno.

Era determinata a non attirare l'attenzione su di sé usando la bombola portatile durante il lavoro part-time che ricopriva come consulente generica, sebbene la decisione le causasse mal di testa, sudorazione e stanchezza. Per le restanti 20 ore, dipendeva da quella bombola. "Mi faceva sentire meglio. Potevo anche fare qualche normale passeggiata." Segnò, in ogni modo, un altro passo del suo declino e portò oscuri pensieri di morte.

Nel Marzo del 1997, acconsentì ad essere messa in lista per un trapianto, anche se con molti dubbi. "Sapevo che i trapianti di polmone erano quelli che avevano meno probabilità di riuscita. Una delle mie migliori amiche – aveva solo 22 anni - era morta dopo due trapianti di polmone falliti."

Rimase in attesa per i successivi tre anni. Infine, alle 4 di mattina del 14 Giugno del 2000, il suo cercapersone squillò. La clinica ospedaliera di Stanford le riferì che erano disponibili due polmoni e che doveva immediatamente recarsi da loro. Nella doccia, era combattuta tra eccitazione e paura. "Continuavo a pensare che poteva essere la mia ultima doccia in assoluto oppure l'ultima doccia con la fibrosi cistica."

L'intervento durò nove ore. I suoi polmoni erano così danneggiati, le fu detto, che si erano attaccati alle pareti del petto o dovettero essere raschiati via. Ma andò tutto bene, tanto da essere dimessa dall'ospedale dopo 12 giorni. "E' stato il periodo più breve che ho trascorso in un ospedale," osserva. "Per la prima volta nella mia vita, non dovevo pensare ai miei polmoni. Lavoravano semplicemente da soli. Mi svegliavo incredula che la vita potesse essere così semplice e meravigliosa." Cominciò a fare scalate con il padre, orgoglioso, al fianco, tra cui il famoso Half Dome nello Yosemite National Park, un percorso di 25 chilometri tra andata e ritorno, con un dislivello di 1500 metri, portando uno zaino di 11 chili.

Isa, invece, sebbene continuasse a lavorare part-time come assistente sociale in un ospedale, stava diventando sempre più dipendente dall'ossigeno, all'inizio due litri al giorno, poi quattro, quindi dieci. "Un giorno andai nel panico vedendo che la macchina dell'ossigeno non funzionava più. Quella volta decisi che dovevo tornare in ospedale," racconta.

"Odiavo, odiavo, e odiavo ancora il solo pensiero di tornarci, ma non potevo correre altri rischi. Tossivo grosse quantità di muco. Ed ero spaventata." Il dottore le chiese se voleva essere messa sotto ventilazione se le cose fossero peggiorate. "Il pensiero mi spaventava terribilmente. Una volta attaccata alla ventilazione, la maggior parte delle persone all'ultimo stadio della fibrosi cistica non ne viene fuori."

Il 4 Febbraio 2004, cominciò a sputare sangue ed a muoversi tra coscienza ed incoscienza. La sua famiglia, parenti vari ed amici si riunirono in ospedale per quello che sembrava inevitabile. Essendo in lista per un trapianto da solo due settimane, le sue possibilità di ottenere in tempo due polmoni sembravano quasi nulle.

Invece, la sera seguente, il California Transplant Donor Network chiamò Stanford per dire che avevano dei polmoni – in perfette condizioni – che corrispondevano alla sua taglia ed al gruppo sanguigno.

La sua sorte era ora nelle mani esperte del Dottor Bruce Reitz, che aveva effettuato con successo il primo trapianto di polmone, nel 1981, e che aveva operato anche la sorella. Ma la situazione era incerta. I vasi sanguigni, assottigliati dai problemi che aveva dall'infanzia, sanguinarono copiosamente durante l'operazione ed ebbe bisogno della trasfusione di 40 unità di sangue. Venne rimosso un polmone alla volta – li vide tempo dopo nel laboratorio di patologia e li descrive come grigiastri, ingrossati, sanguinolenti, pieni di pus e disgustosi – ed i nuovi organi vennero impiantati.

"Mi fu detto che non c'era prova di alcuna funzionalità dei tessuti nei vecchi polmoni," aggiunge. "Ero loro grata per aver lavorato così duramente fino al loro ultimo respiro."

Riesce a malapena a credere a come si sente oggi. "Ogni cosa è diversa non dovendo passare ore a liberare i miei polmoni. Sono tornata a lavoro, riesco a nuotare per cento vasche e camminare in montagna per 15 chilometri. Ho fatto sci di fondo a 2500 metri. Per anni ero troppo a corto di fiato per cantare. Oggi faccio parte di un coro."

Entrambe le gemelle non dimenticano i donatori che le hanno salvate. Ed entrambe non hanno dubbi sui pericoli che restano. E se mai ce ne fosse stato uno, di dubbio, fu eliminato da un problema di rigetto che ha colpito Ana, tanto grave da farla tornare in lista d'attesa. Lottando con energia per un po' d'aria e con la familiare sensazione di affogare nel mezzo della notte, è andata avanti nella sua vita con grazia e spirito inalterato. Nel luglio del 2007, ha ricevuto la sua ricompensa: un altro paio di polmoni.

Entrambe le donne sono profondamente grate per i "magnifici anni" che il trapianto ha già concesso loro. Come dice Isa, "Voglio che ogni cosa che faccio abbia uno scopo. Sento che il mio trapianto è stato una forma di resurrezione. Voglio meritarmela."

Malati ai Reni Salvati Da
Una Vita Desolante

A volte, nel pieno della notte, il cercapersone del Dottor Gabriel Danovitch suona ed un'infermiera gli dice qualcosa come "Abbiamo un rene per la signora Rodriguez." E' la chiamata che sperava di ricevere per cambiare la vita di una trentacinquenne, diabetica, in dialisi tre volte a settimana da tre anni, affaticata persino dalle cose comuni del vivere, impossibilitata a concentrarsi quanto basta a finire di leggere un articolo di giornale e sconvolta dall'idea di dover lasciare i suoi figli piccoli senza una madre.

Ma la telefonata non viene mai sotto forma della soluzione semplice che vorrebbe. "Apparteneva ad un diciottenne coinvolto in un catastrofico incidente stradale le cui funzioni sono irrimediabilmente compromesse," aggiunge l'infermiera. Danovitch che è direttore sanitario del programma dei trapianti di rene e pancreas al centro medico dell'UCLA, l'Università della California di Los Angeles, porge brevi domande. Lui e l'infermiera si sono trovati molte volte in questa situazione.

Dopo un momento o due, prende una decisione. "Non rientra nei parametri adatti per la signora. Dobbiamo rifiutare." Si sdraia nuovamente sul letto, sapendo che la famiglia Rodriguez dovrà aspettare un altro giorno. "Non possiamo usare reni che possono essere nocivi per il paziente. A volte i rischi che si corrono aspettando sono inferiori a quelli che si avrebbero se si procedesse con l'operazione. E' una linea sottilissima, in ogni modo, ed una sfida continua per fare la cosa giusta."

Un "incidente" come questo è uno svuotamento emotivo per tutti coloro che sono coinvolti. Un paziente un po' più forte od un organo nuovo meno danneggiato avrebbe potuto spostare l'ago della bilancia da una parte all'altra. Le telefonate per le valutazioni fanno parte del lavoro di Danovitch. Il suo cercapersone è sempre virtualmente acceso, e lo è da più di vent'anni.

A qualsiasi ora, potrebbe venirgli chiesto di fare una valutazione su una morte cerebrale di qualcuno con un tumore avanzato od una storia alle spalle di tossicodipendenza. "I reni potrebbero essersi rovinati tanto da non poterli utilizzare," spiega. "Non vogliamo mettere la famiglia di fronte al dolore di dover decidere se donare, se, alla fine, non siamo in grado di utilizzare gli organi." D'altro canto, abbiamo un bisogno disperato di ogni organo utilizzabile. In situazioni simili si è particolarmente consapevoli che il destino di intere famiglie è nelle tue mani."

Ci sono anche interrogativi circa il decorso post-operatorio: pazienti con corpi che cercano di rigettare l'organo trapiantato, o febbri occasionali che sarebbero trattate con procedure di routine in persone normali, devono invece essere tenute attentamente sotto controllo in un trapiantato.

Danovitch ricopre la posizione attuale dal 1983 ed è stato coinvolto letteralmente in migliaia di casi di trapianto. Quando iniziò, le percentuali di successo non erano più alte del 50%. "Eravamo soliti dire ai pazienti che 'le loro possibilità erano 50 e 50,'" ricorda. "Solo i temerari optavano per il trapianto. Ad alcuni andava bene e sono ancora in buona salute. Alcuni dovevano tornare in dialisi, il processo che rimpiazza il loro rene malato nel purificare il sangue. Alcuni morivano. A quei tempi i trapianti non erano un'opzione allettante."

Tutto questo cambiò con l'avvento della ciclosporina, uno dei farmaci più forti in medicina, che contrasta gli sforzi incessanti del corpo di rigettare un corpo estraneo. "E' difficile raccontare il cambiamento miracoloso che ha portato. I primi 20 e più trapianti che facemmo dopo questa scoperta andarono tutti a meraviglia," rivela Danovitch, con voce trepidante anche dopo tutti questi anni. "Funzionarono tutti, tutti e venti."

Più di vent'anni hanno portato un insieme di altri miglioramenti, piccoli e grandi, cosicché ora, come dice lui, "il successo è la norma." Oggi, sottolinea, la sopravvivenza ad un anno dal trapianto è del 90-95%, a cinque anni attorno all'80%.

L'ospedale dell'UCLA fa quasi 300 trapianti di rene e pancreas ogni anno, più di quanto non abbia mai fatto prima. La gratificazione che l'équipe medica ottiene da ognuno di essi è grande come quando se ne facevano molti meno. "Vedere la felicità dei pazienti, che sono stati malati a lungo, quando recuperano banali funzioni del corpo, dà sempre un brivido," dice Danovitch. "Qualcuno che non ha potuto fare pipì autonomamente per anni, improvvisamente riempie intere sacche. Per le persone sane è qualcosa a cui non far caso. Per un malato è come avere una nuova vita. Non possono credere che stia accadendo a loro."

Il successo comporta un prezzo. Diventando il trapianto la scelta di un numero sempre maggiore di pazienti malati ai reni, la lista d'attesa si allunga in modo inesorabile. Come tutti coloro che sono nel campo dei trapianti, anche Danovitch si sente frustrato dalla scarsità di organi ed è fortemente impegnato in programmi per rendere l'opinione pubblica consapevole del bisogno di organi per trapianti e del bene che deriva dal firmare per essere donatore di organi e tessuti.

E' inoltre favorevole alla donazione fra vivi. Avendoci riflettuto per anni, riconosce le problematiche etiche, specialmente le pressioni sul potenziale donatore. "Ovviamente, deve essere una decisone presa senza coercizione," dice. Tale è la mancanza di organi da cadavere che, senza un sensibile incremento nel numero di donatori viventi, si può solo vedere una costante crescita del tempo di attesa.

E' vero, osserva, che molti pazienti hanno risultati sorprendenti con la dialisi, sopportano il trattamento con stoicismo e buon umore, dipendendo dal temperamento e dallo stato di salute complessivo. "Sanno che li sta tenendo in vita e sono grati per questo."

Per altri, comunque, maggiormente debilitati e non così ben preparati emotivamente, è uno stato prolungato di incertezza e depressione, che si trascina negli anni, mentre provano a rispettare un regime di comportamento -- tre volte a settimana, quattro ore al giorno -- che immobilizza le loro vite senza dar tregua a loro ed alle famiglie.

"Il loro stato emotivo va su e giù di continuo. Sono generalmente spossati il giorno della dialisi; il giorno dopo si sentono meglio; il giorno seguente ancora cominciano di nuovo a sentirsi male avvicinandosi alla sessione seguente," spiega Danovitch.

Per alcuni la situazione è peggiore. "Pazienti che attendono da cinque anni, specialmente quelli più grandi, non sono più gli stessi di quando sono stati inseriti in lista d'attesa. In tutto questo tempo molte cose negative possono succedere a chi ha la loro storia medica: molti sono diabetici e questo può portare a cecità, amputazioni od altre complicazioni. Alcuni soffrono di attacchi di cuore. Possono peggiorare talmente da non essere più adatti a rimanere in lista."

Anche le percentuali di divorzio sono molto alte fra i pazienti dializzati. "In modo tipico, il partner è in buona salute mentre l'altro è sempre stanco, non può viaggiare, non vuole fare nulla. Quando il tempo d'attesa è così lungo, la tensione sul matrimonio è spesso eccessiva. In questi casi, ovviamente, la condizione del paziente è desolante, la perdita della vita familiare si accumula alla debilitazione ed alla paura di morire."

Per Danovitch, i matrimoni in frantumi sono un'ulteriore ragione per incoraggiare le donazioni da vivente. "Quando il donatore è lo sposo o la sposa, ne guadagna non solo il ricevente ma la coppia stessa. Non c'è solo la gratitudine per il dono, sebbene da solo sia già immenso, né il solo sentire d'aver fatto la cosa giusta, che è anche molto importante. Con due persone in salute, il matrimonio spesso rifiorisce."

Spesso dopo un trapianto ci sono parecchie sorprese. Uno dei pazienti di Danovitch, un avvocato di alto profilo con comportamento rilassato e sicuro di sé in aula, che ha avuto un trapianto 15 anni fa, è rimasto assolutamente stabile per tutto questo tempo. Ma ogni tre mesi, la sera prima della normale visita di controllo, confessa di essere un caso disperato. "Non è cambiato nulla, il trapianto è solido come una roccia, ma lui non riesce neanche a sedersi tranquillo fino a quando non vede i risultati delle analisi del sangue. Questi sono normali, come sempre, e così si rilassa e non ci pensa più per altri tre mesi, fino al controllo successivo," commenta il dottore.

Il rimanere in contatto con queste persone gli ricorda quanto bene sia stato fatto. "Quando incontro qualcuno che ha ricevuto un trapianto molti anni fa e lo vedo invecchiare, come me, mi colpisce ancora una volta come ciò gli abbia permesso di vivere una vita completa per tutto questo tempo, veder crescere i figli, costruirsi una carriera, farsi coinvolgere in qualsiasi cosa reputasse importante."

"Abbiamo bisogno di fermarci di tanto in tanto, per ricordare a noi stessi che stiamo prendendo gli organi di persone che sono morte e li facciamo funzionare in altre persone. E' sempre straordinario, e non lo è mai di meno solo perché lo abbiamo fatto tante altre volte."

Rina Morales, 38 anni, è una delle pazienti di Danovitch il cui matrimonio è andato in pezzi. Periodi di malattia, preoccupazioni finanziarie per non essere più in grado di mantenere due lavori e la paura per quanto tutto ciò potesse influenzare il figlio, hanno trasformato quella che una volta era la sua vita felice. Fortunatamente, con buon senso da ambo le parti, è rimasta in buoni rapporti con il marito.

Da bambina, i suoi unici sintomi erano mal di testa occasionali. Ma ad El Salvador, dov'era cresciuta in una famiglia povera, e dove nessuno aveva mai frequentato oltre la terza elementare, "non eravamo portati dal dottore a meno che non fossimo realmente molto malati." Sposatasi a 18 anni, la prima avvisaglia di qualcosa di serio fu un aborto spontaneo. Un secondo figlio nacque prematuro di due mesi.

"Le medicine non facevano effetto ed i medici mi dissero che i reni avrebbero smesso un giorno di funzionare. Non avevo idea di cosa fosse la dialisi. E non volevo saperne nulla," racconta.

Ma alla fine, non ebbe scelta. Seguirono cinque anni di dialisi, peggiorati da una serie di procedure chirurgiche mirate a sanare la tendenza del suo sangue a coagularsi. "Mia madre, che vive ancora ad El Salvador, venne in clinica con me una volta. Ne fu talmente spaventata che scoppiò in lacrime e non riusciva a smettere – tutti quegli aghi e quelle persone povere. Ad alcuni mancava un braccio o una gamba."

C'erano altre preoccupazioni, meno urgenti ma sempre sconvolgenti. Negli anni, Bryan, il secondo figlio, che oggi ha 17 anni, le chiedeva 'Puoi aiutarmi con questo' oppure 'Possiamo andare al negozio?' 'Non oggi, tesoro,' si trovò a rispondere sempre più spesso 'devo andare a fare la dialisi'. Una volta al mese chiamava l'ospedale, sempre con la stessa domanda, ma un crescente senso di disperazione in corpo: "Sa dirmi a che punto sono della lista d'attesa, per favore?" A casa pregava, "Dio, dammi ancora qualche anno. Devo prendermi cura del mio bambino."

Ha combattuto per anni per mantenere il posto di lavoro, nel reparto contabilità di un laboratorio. Quindi, un giorno, in clinica, il suo cellulare squillò. "Sono Susan dall'ospedale dell'UCLA" disse una voce. "Immagina perché la sto chiamando?" "Sì," pensò Rina "hanno visto che mi sono appena trasferita e ci sono un mucchio di moduli da compilare."

Invece la voce disse "Abbiamo un rene per lei. Vogliamo che venga da noi per le 8.30 di stasera."

"Ero così emozionata. Non potevo crederci. Quindi pensai ad una cosa. 'Posso venire invece domattina?' chiesi. 'Devo fare in modo che mio figlio vada a stare dal padre.'" No, le fu detto, doveva andare quella sera. Il nuovo rene sarebbe arrivato alle prime ore del giorno seguente.

"Quindi Susan mi disse che il donatore era un 19enne, di origine Ispanica come me, morto in un incidente stradale. Provai ad immaginarmelo ed a pensare cosa stesse passando la sua famiglia. Cominciai ad aver paura."

Appena tornata a casa si sedette accanto a Bryan. "Era così eccitato. 'Niente più dialisi, mamma,' disse 'non più?' Sentii di dovergli dire qualcosa che gli avevo detto quando avevo iniziato la dialisi. 'Ascolta, andrà tutto bene, ma devo dirtelo, nel caso non tornassi a casa dovrai andare a vivere con il tuo papà.'"

"Fu una delle cose più difficili che abbia mai dovuto dire. Era così sconvolto che riuscì solo a chiedermi 'Ma tu tornerai a casa mamma, non è vero?' Allora gli dissi, 'Certo. Come potrei lasciarti?' Ma quando il mio fidanzato mi portò in ospedale quella notte, e Bryan scese dall'auto per andare a casa dal padre, pensai 'Lo vedrò ancora?'"

Comunque, andò tutto bene. La sua nuova vita è come un sogno. Le sue funzioni renali sono eccellenti. "Il mio volto ha di nuovo un colorito. I miei capelli brillano. Non ci sono state complicazioni. Quando la gente mi dice 'Stai benissimo' è anche come io mi sento dentro."

Il trapianto le ha regalato anche un'altra cosa. Con un nuovo futuro davanti a cui guardare, Rina si è nuovamente sposata.

Trapianto Consola Un Fratello
Che Si Sente Solo

Quando Andrew Gryske e suo fratello maggiore, Steve, vivevano in una vecchia fattoria a Pewaukee, nel Wisconsin, non vedevano l'ora di giocare una delle loro combattutissime partite a basket dentro il fienile.

Una sera dell'Ottobre del 1994, Andrew, allora ventunenne, chiamò Steve al telefono per dirgli che stava tornando a casa e che sperava potessero farsi un paio di partite prima che facesse troppo tardi.

Un'ora dopo, si avviò verso il silenzioso fienile e trovò il fratello accasciato su una poltrona, che si era sparato alla tempia. Aveva scritto una nota, lasciando alcune cose che erano per lui preziose al padre ed alla madre e la sua collezione di vecchie riviste "Popular Mechanics" ad Andrew.

"Eravamo a conoscenza del fatto che soffriva di depressione da molti anni. Era stato da parecchi medici e psicologi ed usava dei farmaci. Ma nessuno aveva idea che l'avrebbe portato al suicidio," dice Andrew.

Vivo a stento, Steve fu portato di corsa al Waukesha Memorial Hospital, ma le sue attività cerebrali cessarono quasi subito. La scomparsa per Andrew fu devastante. "Abitando in campagna, eravamo sempre dipesi l'uno dall'altro. Era il mio miglior amico ed il mio punto di riferimento. Non riuscivo ad immaginare la vita senza di lui."

Quel giorno il padre era in viaggio per affari e non fu possibile raggiungerlo velocemente in modo da aiutarli a prendere la decisione di donare gli organi ed i tessuti. La cosa non influenzò il risultato. Infatti, Steve, che aveva lavorato come tecnico nello stesso ospedale, aveva parlato a casa dell'importanza di donare. "La scelta era già stata presa per me e mia madre," dice Andrew.

"Donammo tutto quello che poteva, tutti gli organi principali, i tessuti, le ossa ed una cornea. Quando mio padre arrivò in ospedale quella notte, e gli dicemmo cosa avevamo deciso, disse che era quello che avrebbe fatto anche lui."

Con il passare delle settimane, in solitudine, Andrew cominciò a porsi qualche domanda. "Non ho mai dubitato che fosse la cosa giusta da fare. Ma spesso mi chiedevo 'Abbiamo portato un po' di bene? Ne sarà valsa la pena?'"

"Non riuscivo a visualizzare le persone a cui erano andati gli organi. Non sapevo come immaginare un ricevente. Sapevo come appaiono le persone malate ed anche che erano parecchio sofferenti se erano in lista d'attesa."

"Mi chiedevo se si trattava solo di qualcuno che sedeva in un letto d'ospedale dicendo 'Ce la farò ancora per sei mesi.' Era solo prolungare di un po' la vita malaticcia di una persona costretta a letto? Sembrava a volte essere così futile se paragonato al perdere Steve."

"Circa sei mesi dopo la sua morte, cominciammo a ricevere lettere dai suoi riceventi che ci raccontavano quanto fossero stati malati e quanto si sentissero meglio adesso. Era bello saperlo. Ma ero ancora rintronato e non riuscivo realmente a superare la perdita."

"Quindi, un giorno dell'Ottobre del 1995, trovammo quello che ci era mancato. Eravamo a casa di mio nonno, facendo qualche riparazione lì, quando la pubblicità di un programma della CNN parlò di un servizio che sarebbe stato trasmesso poco dopo su di un uomo che aveva corso una mezza maratona che non ci si aspettava avrebbe potuto fare. Il suo nome era Kevin ed era di Seattle. Improvvisamente fummo tutti certi si trattasse di una delle persone che ci aveva scritto."

"Così, eccolo lì sullo schermo, con due nuovi polmoni, che correva, non troppo veloce, ma correva, 21 chilometri, semplicemente perché ci riusciva. Quel servizio di 60 secondi distrusse tutti i miei preconcetti sulla donazione." Quello non era un uomo in carrozzella. Era uno che prendeva quanto più poteva dalla sua seconda chance."

"Cominciai a piangere. Una parte di mio fratello aveva appena corso una mezza maratona, pensai. Steve, la cui unica attività fisica era giocare a basket con me e che riusciva a malapena a guidare l'auto per 21 chilometri senza volersi fermare."

"Avemmo notizie anche da una persona che aveva ricevuto un rene, una donna che aveva dovuto sottoporsi alla dialisi per dieci anni, ma che era riuscita a gestire una casa per bambini con ritardo mentale. Uno gli era stato affidato quando era piccolissimo ed avrebbe voluto adottarlo, ma le sue condizioni non glielo avevano permesso. Con un nuovo rene, riuscì ad adottarlo ed allargò la casa in modo tale da ospitare altri bambini. Cominciai a pensare a quei bambini che adesso avevano un posto dove stare grazie a Steve."

Anche quando la famiglia fu invitata ai giochi Americani per trapiantati, a Colombus, Ohio, Andrew si aspettava di ritrovarsi tra stampelle e corpi fragili. "Ero stupito. Mi resi conto che ognuno di quegli atleti sarebbe morto se qualcuno non avesse donato gli organi. Invece eccoli lì – che correvano, saltavano, giocavano a pallacanestro o a tennis."

"Mi ricordo, più degli altri, di un bambino di dieci anni in una gara di nuoto. Era così indietro rispetto agli altri che la maggior parte era già fuori dalla piscina prima che lui cominciasse ad affrontare l'ultima vasca. Si muoveva a stento. Era così stanco che avrebbe potuto fermarsi in qualsiasi momento. Era difficile pensare che sarebbe arrivato fino in fondo. Lo incitavano tutti. Il rumore era assordante. Quanto più si avvicinava al traguardo tanto più forte era l'urlo della folla, e quando toccò la piastra non riuscivo neanche a sentire i miei pensieri. E' stato il più grande momento dello sport a cui abbia assistito."

"Da allora non ho mai dubitato del potere che ha il trapianto nel trasformare le vite."

L'Uomo "Perfettamente In Forma" Che Aveva Un Problema Al Cuore

Avvicinandosi il suo quarantesimo compleanno, Jerry Prose, un Maggiore delle Forze Armate Americane, traeva parecchio orgoglio dall'essere al top della forma, allenandosi e correndo più di 10 chilometri al giorno prima di prendere servizio al Pentagono. Una domenica di Maggio del 1992, intorno alle 5.30 del mattino, mentre correva cominciò a sentirsi a corto di fiato ma andò avanti, aspettandosi che la stanchezza iniziale della corsa lasciasse spazio ad una respirazione più agevole. Un istante dopo lottava nel panico con la sensazione di essere in ritardo a lavoro, combattendo per alzarsi dal letto, ansimando in cerca d'aria, percependo come acqua gettata sul viso. Era svenuto, cadendo lungo disteso negli arbusti bagnati a lato del sentiero.

I dottori dissero di essere convinti che avesse avuto un arresto cardiaco e che solo l'impatto della caduta aveva riavviato il cuore. "Devo la mia vita ad un bizzarro incidente," dice.

All'epoca, un attacco di cuore era la cosa più lontana dalla sua mente. Si rimise in piedi e tornò indietro per i cinque chilometri che aveva percorso, con il solito passo. Nello spogliatoio, vide che aveva bisogno di medicare i tagli alle mani ed al volto e si recò in infermeria. Trascorso qualche minuto lì, i dottori gli chiesero 'Da quanto ha questo battito irregolare?'

Non sapeva rispondere; non aveva mai sofferto del benché minimo problema. Ma 10 giorni al Walter Reed Army Medical Center fornirono il dato che la 'frazione di espulsione', un calcolo dell'ammontare del sangue pompato da un ventricolo ad ogni battito cardiaco, era del 50% mentre la norma va dal 55 al 75%. Fu una sorpresa per un uomo in forma come lui ma, essendo ottimista di natura, decise che la caduta doveva essere stata una coincidenza e non apportò cambiamenti alla sua routine.

Un anno dopo si sottopose ad un altro test. La sua frazione di espulsione era ora del 34%. "Un giorno avrà bisogno di un trapianto," gli fu detto. "Quella parte non mi sembrava un gran problema," ricorda. "'Ok, quando è il momento ne farò uno,' dissi. Ero così ingenuo. Credevo fosse qualcosa tipo il by-pass: quando ne hai bisogno te ne mettono uno."

Molto più serio per lui fu lo shock che non era più abbastanza in salute da soddisfare gli standard fisici dell'Esercito. Dopo 18 anni di servizio, senza aver mai preso meno del punteggio massimo nei test fisici, fu congedato.

Si trasferì con la moglie, Helen, vicino a Las Vegas, dove poteva stare vicino ai genitori, aprendo una piccola società di compravendita di immobili. "Ero stato molto a lungo lontano da casa ed era dai tempi del liceo che non passavo così tanto tempo con loro, ed entrambi stavano sviluppando serie problematiche fisiche," dice.

Non avvertendo alcun fastidio, continuò a correre ogni giorno sette o otto chilometri per altri cinque anni. Un giorno però, senza alcuna avvisaglia, subì nuovamente un collasso mentre correva sul bordo di una strada, rompendosi un polso e scheggiandosi qualche dente. Venne fuori che la frazione di espulsione era precipitata a solamente il 20%. "Mi resi conto in quel momento che non si trattava di qualcosa che sarebbe sparito semplicemente desiderandolo, con una buona dieta o col duro esercizio."

I medici dell'ospedale locale insistettero per fargli inserire un defibrillatore automatico, che fu impostato al livello massimo della scossa. "La prima volta che si mise in funzione stavo trasportando un pesante schedario. Cominciai a sentirmi la testa svuotata e mi ritrovai per terra su mani e ginocchia. Quindi bum! Provai la sensazione come di uno che viene colpito in pieno petto con una mazza da baseball. Per tutto il periodo in cui ebbi quel defibrillatore non mi ci abituai mai."

"In alcuni momenti è successo anche quando c'erano altre persone – una volta anche in presenza dei miei nipotini, e così mi ritrovavo bocconi cercando di tirarmi su. E' una sensazione snervante. Quando si mette in funzione dà una scarica immediata perché in quel preciso istante stai morendo. Sei contento che ci sia, ma ti rendi conto che non può funzionare sempre ed è solo questione di tempo prima che non riesca a riportarti in vita. E per tutto il tempo mi ricordava quanto fossi malato."

"Andare ovunque era umiliante. Mia moglie mi portava il bagaglio ed io camminavo lentamente dietro di lei. Non era il ruolo di marito che volevo recitare."

I chirurghi all'UCLA lo misero nella lista d'attesa nazionale nel 1998. Era ancora lì quando, agli inizi del 2000, si sposò la figlia Frani. La accompagnò all'altare e quindi si dovette sedere per tutta la cerimonia. "Non sono neanche nelle foto del matrimonio," racconta.

Mentre Jerry non era in grado di lavorare, Helen, infermiera in un ospizio, partiva da casa alle 7.30 del mattino e rientrava alle 9 di sera. "Preparava tutti i pasti prima di uscire e, per tutto il giorno, io potevo solo sedermi in poltrona senza muovermi da lì, eccetto per andare in bagno o far uscire il cane. Sapevo che ore fossero non tanto dall'orologio, ma da quali programmi c'erano in televisione. Qualunque sforzo alterava i ritmi. Così si era ridotta la mia vita."

"Ero sottoposto ad una dieta rigida: scarse quantità di cibi semplici ogni giorno, quasi senza sale, non più di due litri di fluidi al giorno. Non hai veramente vissuto finché non mangi la minestra senza un grammo di sale. E' come bere l'acqua calda del bagno. Mia moglie mi ripeteva sempre che c'erano pazienti dell'ospizio che erano in forma migliore della mia."

"Mia madre provava a consolarmi. Almeno sei vivo, mi diceva, anche se puoi solo sederti su una poltrona. Sebbene stesse morendo di cancro, ero ancora il suo bambino. Si spaventò molto quando le dissi che avrei preferito essere morto."

All'1.30 di una notte molto piovosa, il telefono della camera da letto suonò. Jerry si svegliò immediatamente e fu sorpreso nel vedere le luci del salone ancora accese. Ciò significava che Sean, il figlio diciannovenne non era ancora rientrato. Vide vividamente la macchina accartocciata nella pioggia battente, l'ambulanza con le luci accese, la polizia.

Helen sollevò il telefono e cacciò un urlo. Lo passò al marito senza una parola. Spaventato a morte, sentì una voce che non conosceva chiedergli "Parlo con il Signor Prose?" Lui attese che la donna dicesse "Sono del dipartimento di polizia." Invece gli disse "Abbiamo un cuore per lei."

"Adesso ero così eccitato che avevo paura che il defibrillatore si mettesse in funzione e mi mandasse al tappeto. Ma non si attivò e così salimmo a bordo di un piccolo aereo-ambulanza con cui avevamo da tempo una prenotazione aperta e volammo a Los Angeles passando in mezzo ad un temporale, impiegandoci più tempo del dovuto."

"Si è sempre consapevoli che per un trapianto qualcun altro deve morire improvvisamente perché tu possa vivere. Ma la cosa non mi aveva mai colpito fino a quel momento. Non voglio essere frainteso: desideravo pazzescamente quel cuore. Ma in quell'istante fui come travolto dal pensiero di quello che era dovuto accadere perché io lo avessi. Mi figurai qualcuno che riceveva una chiamata nel cuore della notte e quanto mi fossi spaventato solo un'ora prima al pensiero che avessimo perduto nostro figlio."

Al centro medico dell'UCLA, il tempo stringeva. Il cuore era arrivato dal Colorado, ed era vicino al limite in cui non era più utilizzabile. Jerry ebbe solo il tempo di chiedere ad uno dei chirurghi "Può dirmi qualcosa del donatore?" "Posso solo dirle che apparteneva ad un ragazzo di 19 anni."

Quando si svegliò percepì il monitor del cuore, che prima correva irregolarmente, emanare ora un 'bip…bip…bip' superbamente stabile. Le mani ed i piedi erano caldi per la prima volta da anni. Avrebbe voluto mettersi a cantare. Sette giorni dopo, uscì dall'ospedale nel caldo sole. "Fu solo allora che mi resi conto di quanto fosse cambiata la mia vita."

Dopo sette settimane fu in grado di correre per un chilometro e mezzo. Da allora non ha mai avuto alcun problema significativo e si allena come era solito fare prima del trapianto. Un anno fa, si è cimentato con un nuovo sport ed ora è un istruttore certificato di immersioni.

Sa che ci sono rischi con un cuore trapiantato ma dice, "Ho già visto tante cose che altrimenti mi sarei perso: i nostri figli che sono cresciuti e che si sono affermati, la nascita dei nipotini e l'emozione di essere vivo ogni nuovo giorno. Mia madre si è spenta lentamente ma sono riuscito a rimanerle vicino per tutto il tempo. Era così felice di sapere che ero di nuovo me stesso."

Campione Di Basket Mentre
Attende Un Trapianto

Il canestro da tre punti di Sean Elliot, con 9.9 secondi alla fine della partita dei playoff del 1999 tra i suoi San Antonio Spurs ed i Portland Trail Blazers, è uno di quei momenti nella storia dello sport che nessun fan che l'ha visto potrà mai dimenticare. Riuscire a prendere un passaggio difficile che per poco non gli fece perdere l'equilibrio, cadendo quasi fuori dal rettangolo di gioco, con pochissimo tempo a disposizione per girarsi verso il canestro, ed il pallone che vola dritto verso il suo obiettivo, divenne il miracolo del Memorial Day. Ma sa ancor più di miracoloso per il fatto che lo realizzò quando era quasi all'ultimo stadio di una malattia al rene.

Giocò altre due partite aiutando gli Spurs a vincere la Western Conference, ed altre cinque contro i New York Knicks per vincere il campionato. In tutte queste partite giocò con l'eleganza e la potenza esplosiva che hanno contraddistinto la sua carriera. Se gli si chiede come ci riuscì, dice con molta semplicità: "Adoro questo sport. Fino a quando la stagione non terminò misi il trapianto in secondo piano."

Sean aveva sofferto per 6 anni di un problema ai reni. Cominciò a sospettare che qualcosa non andasse alla fine della stagione del 1993. "Mi sentivo debole e letargico. All'inizio pensai che fosse causa dello stress, ma divenne subito evidente che invece trattenevo acqua nel corpo. Ogni mattina, al risveglio, le mani ed il volto erano gonfi e, quando premevo sugli stinchi, l'impronta delle dita rimaneva impressa per oltre un minuto."

Negli anni si sottopose ad innumerevoli analisi che confermarono che i reni stavano cedendo e che era probabile dovesse sottoporsi ad un trapianto. Ma lui continuò ad impegnarsi come prima. Nel campionato 1998-1999 giocò tutte e cinquanta le gare, segnando in doppia cifra in 32 e superando i 10000 punti realizzati in carriera.

"Non volevo che nulla mi distogliesse dal mio percorso," dice. "Sono sempre stato così. Quando avevo 13 anni mi procurai una distorsione al ginocchio abbastanza grave da far dire al mio dottore che non pensava sarei riuscito a tornare a giocare a basket. Quando un lunedì mi tolse il gesso, il sabato successivo ero già alla palestra del YMCA a giocare.

"Determinazione e medicine lo sostennero per tutti gli anni '90, ma i suoi reni stavano inesorabilmente peggiorando. Si ricorda di una volta che cadde dopo essersi scontrato con Kobe Bryant, dei Los Angeles Lakers, nel turno precedente ai match con Portland. "Mi sentivo così stanco che riuscii a malapena a rialzarmi. Volevo solo rimanermene sdraiato lì."

Ma dopo la finale con i Knicks, fu chiaro che qualcosa andava fatto ed in fretta. Per la prima volta, Sean raccontò alla sua famiglia quanto fossero serie le sue condizioni. Il padre, la madre ed entrambi i fratelli si offrirono di donare ma, alla fine, solo la madre ed il fratello di un anno e mezzo più vecchio, Noel, risultarono adatti. "Mia madre avrebbe fatto qualsiasi cosa per aiutarmi, ma Noel insistette che toccava a lui. Più volte mi disse che sentiva che doveva essere lui a farlo, che era compito suo," dice Sean.

Nell'agosto del 1999, il trapianto fu portato a termine, senza problemi all'inizio. Dopo pochi giorni, infatti, una fessura si sviluppò tra il nuovo rene e la vescica. "Il dolore fu una delle cose peggiori che abbia mai affrontato." Un secondo intervento fu necessario per correggere il problema. Questa volta non ci furono complicazioni.

"La differenza di come mi sentivo rispetto a tutto l'anno precedente era come se qualcuno avesse acceso la luce," ricorda. "Ero fuori dall'ospedale in dieci giorni, e riuscii a salire le scale appena tornato a casa. 'Voglio ancora giocare a basket' dissi al dottore. 'L'unica cosa che può fermarti è te stesso,' mi rispose."

Sette mesi dopo il trapianto, nel Marzo del 2000, Sean giocò di nuovo per gli Spurs, il primo giocatore nella storia della lega a tornare in attività dopo un importante trapianto d'organo. "Mi sentivo alla grande. L'unica cosa che mi trattenne un po' fu che non ero stato al training camp. Ma la stagione seguente tornai quasi completamente alla normalità. Avevo molta energia. Riavevo le mie gambe. Pensavo di poter giocare altri tre o quattro anni."

Come a volte accade, invece, fu tormentato da infortuni alla spalla ed al ginocchio. "Un giorno tornai in campo dopo essere rimasto fuori per alcune partite e mi resi conto che non ero più lo stesso. Questa volta non migliorai. Avrei potuto continuare a giocare, ma non volevo andare avanti in questo modo." Sean si è ritirato dall'attività agonistica nel 2001, a 33 anni, ed ha cominciato a fare il commentatore televisivo per gli Spurs. Ancora pieno di energia, si allena in palestra tre o quattro volte alla settimana, gioca a golf e parla a favore della donazione degli organi.

"Voglio che la gente sappia che può farcela. 'Potete superare le avversità' dico loro e, 'Non dovete lasciare che la malattia vi distolga da quello che voi volete fare.' E gli parlo di Noel, che è in perfetta salute, felice, ed ha avuto tre figli da quando mi ha donato il suo rene. Se ci vedeste insieme non conoscendo la nostra storia, non capireste mai che c'è capitato qualcosa di insolito."

Per quanto riguarda il 'miracolo del Memorial Day' Sean dice che non è stato sorprendente come sembra. "Quando mi trovavo in cerchio con tutti i ragazzi ho detto loro, 'credo di avere un'altra tripla dentro di me.' Quando ho preso la palla e mi sono girato verso il canestro, non pensavo di avere molta scelta. Sentivo, infatti, che non avrei potuto sbagliare. Dopo ero esaltato, ovvio, ma soprattutto perché avevamo vinto. Fu solo più tardi, in macchina, con il cellulare pieno di chiamate non risposte, alcune da persone che non vedevo da anni, che mi resi conto di quanto fosse grande la cosa."

L'Uomo Che Ha Donato Due Volte

Quattordici anni fa, il Dottor Kenneth Moritsugu, allora vice chirurgo generale degli Stati Uniti, stava guidando per tornare a casa, a Washington D.C., dopo una giornata trascorsa a Baltimora a far visita alla zia ed alla sorella, quando il traffico sulla Route 29 cominciò ad intensificarsi. All'inizio pensò che si trattasse di una delle solite congestioni da lavori in corso su una strada notoriamente molto trafficata. Ma l'andatura rallentò a passo d'uomo, e lui si trovò a commentare casualmente ai suoi passeggeri "sembra ci sia stato un incidente".

Molto lentamente la sua macchina avanzò e vide una Honda color crema, che era evidentemente stata colpita mentre stava compiendo una svolta a sinistra, sospesa sul bordo di un piccolo dirupo a lato della strada. La riconobbe immediatamente: era l'auto di famiglia, che solo sua moglie, Donna Lee, avrebbe potuto guidare su quel percorso. "Provai e provai a negarlo, ma non ci riuscii," ricorda.

Accostò il più vicino possibile al luogo dell'incidente, nonostante gli agenti di polizia gli facessero impazientemente segno di proseguire. Quando riuscì a spiegare loro la situazione, l'ambulanza era già partita per trasportare la moglie al vicino Holy Cross Hospital. "E' rimasta ferita. Non sappiamo dirle altro," gli riferì la polizia.

"Ogni cosa accaduta da quel momento in poi mi è rimasta perfettamente scolpita in mente, ogni dettaglio," dice Ken, "e in ognuno c'era il sentimento che ogni cosa del mio universo, che prima era stata in ordine, era adesso alla deriva."

Una delle cose che ricorda è che il personale dell'ospedale fece tutto il possibile per prendersi cura della sua famiglia e della moglie. Piccoli gesti che per lui in quel momento facevano la differenza, come essere messo in una stanza silenziosa, dove poteva sedersi e telefonare con tranquillità, o l'infermiera che veniva ad aggiornarlo di ogni singolo cambiamento benché minimo: "E' in pronto soccorso"..."il neurologo capo è arrivato."

Le telefonate che dovette fare alle due figlie, Erika di vent'anni e Vikki di 18, entrambe all'Università – anche se non la stessa - furono lancinanti. Provò ad infondere loro un po' di speranza, sebbene sapesse ce ne fosse poca ed, infatti, poco dopo, il capo chirurgo entrò nella saletta silenziosa e gli disse che sua moglie, a 45 anni, era morta.

Chiese di vederla. "Stanno ripulendo le ferite," gli fu detto dalle infermiere, "ma potrà vederla appena è pronta." Lo shock quando la vide fu devastante. "L'ultima volta che l'avevo vista, poche ore prima, era così allegra e vivace. Ora era così immobile."

La sua preoccupazione principale fu il vuoto che attendeva lui e le figlie. "Non avevo mai avuto a che fare con tragedie simili prima. Non veniamo addestrati su come comportarci." "Quando il neurochirurgo camminò con lui fuori dall'ospedale e gli chiese gentilmente "Cosa vuole fare?" Ken si ricordò d'un tratto di una conversazione che aveva avuto con Donna anni prima, quando gli aveva ricordato di aver firmato una tessera di donatrice ed aveva aggiunto, con convinzione "Voglio donare il mio corpo alla scienza."

Dieci anni più grande di sua moglie, non gli era mai venuto in mente di dover prendere quella decisione. Adesso, aiutato anche dal modo in cui l'ospedale si era preso cura di lui e della moglie, la via sembrava segnata. Disse al chirurgo che voleva donare gli organi ed i tessuti di Donna. Come per molti altri, trovò consolazione nel pensiero che con questa decisione stava realizzando un desiderio di sua moglie ed aiutando delle famiglie angosciate che aspettavano un trapianto.

Per la maggior parte delle famiglie che donano, quel momento è uno spartiacque, ma per lui fu solo una parte del processo. Quattro anni dopo, la figlia Vikki, che era diabetica e dipendente quindi dall'insulina, cadde in coma. Durò parecchie settimane e la lasciò con la mente di una bambina di sei anni. Ken si occupò che fosse assistita in un istituto di cura adatto, dove era tenuta sotto controllo, anche per tutto il tempo se necessario. Una sera, attorno alle 19, il suo telefonò squillò. Era l'amministratore dell'istituto, che gli diceva che Vikki era fuggita dalla casa di riabilitazione. Ma quella fu solo una parte del messaggio, che continuò dicendo: "E' stata investita da un'auto mentre attraversava la strada. Non sappiamo quanto gravemente. La stanno trasportando al centro traumatologico."

Senza attendere oltre, salì in auto. Quando arrivò, l'eliambulanza era ancora in viaggio e nessuno seppe dire se l'incidente fosse serio oppure no. Verso le otto, percepì, più che sentire, il ruotare delle pale dell'elicottero. "Stanno portando giù una ragazza" gli disse l'infermiera di turno. "E' mia figlia?" "Non lo so," rispose. "E' una Jane Doe[4]."

L'attesa continuò finché, agitatissimo dalla preoccupazione, Ken si recò fino in sala emergenze e lì, inerte ed in condizioni disperate, c'era Vikki, 22 anni. Tre giorni dopo ne fu dichiarata la morte. "Provi a trovare un po' di stabilità ma percepisci solo un senso di vuoto assoluto tutt'intorno a te," spiega.

Lontano dall'essere più semplice decidere riguardo alla donazione, questa volta fu più dura. "La mia mente era in subbuglio. Non sapevo quello che avrebbe voluto. Non ne avevamo mai parlato. Il solo raccogliere le energie per considerare la cosa, sapendo che non c'è nulla che tu, o chiunque altro, possa fare per tua figlia, era più di quanto riuscissi a fare."

Nel frattempo, si era messo in contatto con la prima moglie, Sandy, la madre di Vikki, che fece 16 ore di volo dalle Hawaii. Insieme presero la decisione di dire sì. Come per Donna, gli organi di Vikki andarono a quattro persone, le cornee ad altre due, e le ossa e la pelle a molti altri. Solo dopo, scoprì da Erika che le due ragazze ne avevano parlato ed avevano deciso che se fosse accaduto loro qualcosa, quello è ciò che avrebbero voluto.

Anche Ken è "assolutamente certo," che la decisione, come per Donna, è stata quella giusta. Ken non ha mai incontrato coloro che hanno ricevuto gli organi delle due donazioni. "Non sentivo il bisogno di farlo. Per me era abbastanza sapere che erano stati aiutati." Vede tutto ciò come aver messo qualcosa in comune per farne beneficiare quelli che ne hanno maggiore bisogno. "Ogni volta che vedo un trapiantato, mi sento così felice di aver contribuito," dice.

---

4   Una persona di cui non si conosce l'identità. Al maschile, John Doe. N.d.T.

Uno dei riceventi della moglie era un poliziotto in pensione della Florida, che aveva sofferto per anni di malattie alle arterie coronariche ed insufficienza cardiaca. Quando morì Donna, anche lui era vicino alla morte. Quindi ricevette il cuore e tornò a lavorare come investigatore privato.

Sette anni dopo è morto per problemi non correlati. Fino alla fine, il suo nuovo cuore fu considerato "lavorare bene." Qualche tempo dopo Ken ne ha incontrato la vedova, Carol, che gli ha riferito quanto gli fosse grata per quei sette anni. "Abbiamo una fotografia di Donna insieme a tutte quelle della famiglia. E' sempre lì e lì sarà per sempre," gli disse Carol.

La vita di Ken ha preso una svolta diversa. In quanto vice chirurgo generale, e secondo medico di grado più elevato del servizio sanitario pubblico degli Stati Uniti, e di conseguenza capo dei chirurghi facente funzioni, è diventato il portavoce del suo distretto per la donazione degli organi e dei tessuti e si è guadagnato riconoscimento internazionale per il suo lavoro nell'aumentare la consapevolezza della scarsità di organi.

La sua vita non ha più la solitudine di una volta. Sette anni fa ha sposato Lisa Kory, una volta coordinatrice dei trapianti e direttrice esecutivo di TRIO, l'organizzazione internazionale dei trapiantati d'organo. Due anni dopo hanno avuto una bambina, Emily Renee.

Negli anni ha viaggiato incessantemente, provando a rendere familiare l'idea della donazione cosicché, quando inaspettatamente si verifica una tragedia, le persone possano richiamare quei sentimenti positivi che avevano prima di essere devastati dal dolore.

Nei suoi discorsi usa un'espressione che è diventata parte del vocabolario della comunità dei trapianti: le famiglie donatrici, lui dice, sono "persone ordinarie che fanno cose straordinarie." E' chiaro a molte persone comunque, che Ken Moritsugu è un uomo straordinario che fa cose straordinarie.

Ufficiale di Polizia, Dato Per Spacciato, Gioca di Nuovo A Golf

Per Mike Blood, il 16 Novembre del 2000 iniziò come molti altri giorni degli ultimi 29 anni, in forza alla polizia di Edina, piccola cittadina del Minnesota: appello alle 6 e 30; un riepilogo delle attività del giorno prima; un giro sulla sua auto di pattuglia prima delle 7. Pensava di dover prendere nota del solito piccolo numero di problemi minori, aiutare in qualche incidente d'auto, forse rispondere ad una chiamata per un furto in un negozio o qualcuno con un attacco di cuore. E sempre lì in attesa, un mucchio di rapporti da compilare.

Il suo cuore si scaldava, comunque, al pensiero che mancavano 29 giorni lavorativi alla pensione. Giocò con la mente al pensiero di andare a pesca o rimanersene a letto nelle mattine fredde.

Ma questo non sarebbe stato però un giorno normale. Poco prima delle 10 del mattino ricevette una chiamata alla radio dell'autopattuglia, che lo avvisava di una rapina in corso in una banca del centro da parte di un uomo armato di pistola. "Avevamo cinque uomini in servizio. Quando arrivano questo tipo di chiamate rispondono tutti, ma io ero il più vicino, solo tre chilometri dal luogo," ricorda.

"In momenti simili, quello che non voglio che accada è guidare fino alla banca, vedere che il rapinatore nota la macchina di pattuglia e rientra in banca prendendo degli ostaggi. Quello che stavo cercando era dove avrebbe potuto parcheggiare la sua vettura. Sapevo che non sarebbe uscito dalla banca attraversando sei corsie nel traffico di France Avenue. E che non avrebbe lasciato l'auto in modo da poter essere vista dalle persone dentro l'edificio."

"C'era un parcheggio in una strada laterale, vicino alla banca, con un palazzo che si frapponeva fra questa e la sua via di fuga. Sembrava una buona opzione."

"L'impiegato della banca che aveva segnalato la rapina stava usando il suo cellulare, il che significava che il ladro non aveva visto illuminarsi alcun pulsante dei telefoni della banca. Così, con un po' di fortuna, forse non si era accorto che eravamo stati allertati."

"Nel parcheggio, trovai quello che stavo cercando, una Ford Explorer verde senza targhe. Guardai all'interno e vidi una pila di pistole e munizioni sul fondo dal lato del guidatore. Più tardi venne fuori che c'erano sette pistole e 2000 proiettili. Estrassi la mia pistola e comunicai alla radio una descrizione del veicolo."

"Quindi rientrai nella mia auto, programmando di metterla lontano dalla vista ed aspettare che arrivasse un'altra pattuglia per affrontare insieme il sospetto, a distanza dalla folla."

"Come cominciai a muovermi, arrivò un altro messaggio dalla radio: 'Il rapinatore sta uscendo dalla porta posteriore.' Sapevo di dovermi sbrigare. Ma prima che potessi muovermi, un uomo comparve improvvisamente tra due macchine parcheggiate, a quattro, cinque metri di distanza e sotto il cappotto aveva un fucile d'assalto."

Mike conosceva quel tipo di arma. Spara trenta colpi ad alta velocità ed è abbastanza potente da oltrepassare un giubbotto antiproiettile. A volte utilizza munizioni ricoperte di Teflon, che quando colpiscono qualcuno si frantumano in piccoli pezzi, come in un fucile da caccia. E' conosciuta come "ammazza sbirri".

"Prima che riuscissi a muovermi, il rapinatore sparò due colpi, che superarono il finestrino della macchina, colpendomi al fianco destro, attraversando il mio corpo ed uscendo dal fianco sinistro. Se fossi rimasto in auto, sapevo che sarei morto. Aprii la porta e mi sforzai di spostarmi verso la parte posteriore dell'auto, rimanendo accucciato."

Il rapinatore si spostò sul davanti, continuando a sparare. Gli investigatori contarono 18 buchi di proiettile nella macchina. Uno di questi colpì il parabrezza, attraversò il lunotto posteriore e colpì Mike alla gamba destra, frantumando 15 centimetri di ossa e facendo volar via il 50% del muscolo del polpaccio.

"Caddi in avanti, battendo un nervo della spalla destra cosicché non riuscii a prendere la mia arma. Non fui in grado di muovere quel braccio per tre mesi. La mia unica speranza era fingermi morto. Feci un respiro profondo e rimasi perfettamente immobile."

"Le persone che guardavano dagli uffici vicini più tardi dissero di aver visto il rapinatore camminare verso il retro dell'auto e spararmi altri due colpi nella schiena. Ricordo che il mio corpo saltò quando mi colpirono. Quei colpi passarono principalmente attraverso l'addome, si frantumarono e distrussero due costole. All'epoca non me ne resi conto, ma avevo un buco nella schiena abbastanza grande da poterci infilare una mano."

"Qualche istante, e sentii il suono di una macchina messa in moto che si allontanò subito dopo. Avevo la radio portatile nella mano sinistra, la portai alla bocca e dissi le parole che avevo imparato senza doverle mai usare prima in questa quieta cittadina: 'Agente colpito, agente colpito'; e riferii di nuovo la descrizione dell'auto."

In quell'istante, Bill Moir, un altro ufficiale di pattuglia, entrò nel parcheggio, vide il sospettato che scappava e lo inseguì. All'incirca nello stesso momento, un uomo, che stava spazzando la neve davanti casa e che aveva sentito il pop-pop della sparatoria, pensando fosse un problema elettrico della macchina di pattuglia, si avvicinò per dare una mano. Mike riuscì a dirgli dove si trovava la bombola dell'ossigeno.

"Un attimo dopo, Shelby Lane, un'altra poliziotta, che era al suo primo giorno di pattugliamento da sola, entrò nel parcheggio. Osservò i fori causati a Mike dalle pallottole e mise il pugno in uno di questi per bloccare l'emorragia. Chiese all'uomo che era andato ad aiutare di fare lo stesso con un altro foro.

Intanto, il rapinatore si era fermato nel mezzo della strada ed aveva fatto fuoco altre sette volte, ferendo Bill Moir con il vetro del parabrezza e impedendo all'auto di funzionare. Quindi tornò in macchina e si allontanò di corsa, ora inseguito da altre due volanti. A velocità folle, giudicò male un incrocio, colpì il marciapiede e fece esplodere una gomma. Uscì dall'auto e puntò il fucile verso i due poliziotti che lo braccavano da vicino.

Invece di un'esplosione ci fu un click e tutti si resero improvvisamente conto che aveva finito le munizioni. Come cercò di raggiungere un altro caricatore, uno dei poliziotti gli sparò alla testa. Venne fuori che si trattava di un uomo di 31 anni che aveva vissuto derubando banche da quando aveva terminato il liceo ed era nella lista dei ricercati in tutti gli Stati Uniti.

Mike, ancora cosciente, fu portato di corsa all'Hennepin County Medical Center, dove rimase per i seguenti 10 mesi. In questo periodo subì 19 operazioni e gli furono somministrate 120 unità di sangue. "C'erano molti pezzetti di quei proiettili che vagavano nel mio corpo," dice. "Avevo buchi nell'intestino, molti tessuti erano lacerati e molti organi erano rimasti intaccati. L'ospedale eseguì molte cose innovative per tenermi in vita."

Tra l'altro, i dottori inserirono una barra di titanio nella sua gamba destra, ancorandola alla caviglia ed al ginocchio. Questo gli salvò la gamba ma c'era bisogno di molto altro. Tre mesi dopo, misero del riempitivo osseo, da una delle 20000 famiglie che donano tessuti ogni anno, nel foro di quasi venti centimetri dell'osso dello stesso Mike. "Normalmente avrebbero prelevato dell'osso dal mio stesso fianco, ma non ce n'era rimasto abbastanza perché potessero lavorarci," spiega.

Con il tempo, l'impianto crebbe e si consolidò fino a far parte della sua gamba. La barra venne tolta. Fino a quel momento Mike non aveva potuto fare un solo passo normalmente. Adesso può camminare di nuovo, non in modo perfetto, poiché i suoi tendini d'Achille sono stati recisi, ma abbastanza da giocare 36 buche a golf e pescare un ippoglosso di 45 chili in Alaska. "Benedico quel donatore ogni giorno," dice. Ora parla ai centri trasfusionali, agli incontri della Croce Rossa ed alle cerimonie per i donatori.

Non è tornato ad una vita completamente normale. La sua gamba si gonfia dolorosamente se non si riposa di tanto in tanto; cammina con l'aiuto di un supporto e pensa di trascorrere ogni giorno due ore solamente per venire a patti con la routine di vestirsi e spostarsi nel nuovo modo.

Ma sono trascorsi più di due anni dall'ultima operazione ed è abbastanza in forma da poter lavorare a tempo pieno. Ha una famiglia che lo adora ed ha ricevuto 4000 cartoline e lettere che lo lodavano e pregavano per la sua guarigione. "Penso a me stesso come ad un uomo molto fortunato," dice.

Non Si E' Mai Troppo Vecchi

Recentemente, il fegato di un 92enne di New York, è stato trapiantato in una donna di 62 anni. Si tratta di un caso eccezionale, ma lo scorso anno 12 donatori dell'area di New York avevano più di 80 anni e 36 erano tra i 70 e gli 80. Insieme rappresentavano il 15% dei donatori di tutta l'area.

"Se avviciniamo le famiglie di persone anziane riguardo la donazione, restano quasi sorprese," dice Margaret Gallagher, direttrice dei servizi ospedalieri del New York Organ Donor Network. "'Potete veramente utilizzarli? Era anziana, sapete', ci dicono. Ma quando vedono che siamo seri, di solito acconsentono. E' qualcosa che la maggior parte di loro non ha mai considerato. Ora hanno qualcosa che riesce a confortarli."

"Lo stesso tipo di sorpresa è evidente tra le persone di una certa età che i gruppi per la donazione incontrano nei loro programmi educativi.

"'Nessuno vorrebbe nulla di mio,' dicono. 'Non gli farebbe del bene.' Sentiamo queste repliche ogni volta. Ma quando si rendono conto che potrebbero salvare delle vite, sono rallegrati dal poter fare ancora qualcosa di importante."

"Essendosi allungata la vita media, ci sono sia più donatori potenziali sia più potenziali riceventi. Dieci o quindici anni fa, il trapianto non era un'opzione adatta alle persone con più di 60 anni. Ora è routine," fa notare Margaret. "Abbiamo una carenza cronica di organi donati."

Ma questa è solo una parte delle difficoltà. Anche quando una famiglia ha acconsentito alla donazione, in un'area metropolitana come New York ostacoli improvvisi possono presentarsi in ogni momento. "In un centro traumatologico molto affollato, la sala operatoria che abbiamo riservato per un espianto può essere occupata fino a tarda notte per i pazienti in emergenza. Quindi dobbiamo mantenere stabile il donatore deceduto fino al mattino seguente. Il ritardo può essere molto duro per la famiglia."

"A volte gli aerei che portano i chirurghi che devono prelevare gli organi sono rallentati perché l'aeroporto è congestionato. Riceviamo continuamente telefonate dalle ambulanze che trasportano gli organi che ci avvertono di essere intrappolate nel traffico."

In un caso che divenne celebre, ad un vecchio fullback[5] dei Buffalo Bills, Doug Goodwin, in attesa al New York Presbyterian Hospital di Manhattan, fu detto una sera del 2001 che il cuore di cui aveva bisogno sarebbe arrivato la mattina seguente da Boston. Il mattino dopo era l'11 Settembre. Quando l'aereo lasciò l'aeroporto Logan di Boston era nello stesso corridoio e precedeva di nove minuti il volo 11 dell'American Airlines.

Il piccolo aereo atterrò al Teterboro Airport nel New Jersey, ed il cuore fu trasferito in un'ambulanza solo dieci minuti prima che il volo 11

---

[5]   Uno dei ruoli d'attacco del football Americano. N.d.T.

dell'American Airlines esplodesse nella torre nord del World Trade Center. Quando il veicolo raggiunse il George Washington Bridge, lo trovò chiuso al traffico. Non c'era altro modo per attraversare il fiume Hudson.

Col passare dei minuti, tutti gli elementi della complessa procedura del trapianto erano stati messi in funzione. L'équipe medica si stava riunendo, i macchinari della sala operatoria erano stati controllati ed il paziente era stato già preparato per l'intervento. Ma il cuore, impacchettato nel ghiaccio, ed i chirurghi che l'avevano prelevato, erano imbottigliati nel traffico caotico. Quando tutto sembrava perso, all'ambulanza fu permesso di passare, uno degli ultimi veicoli ad entrare quel giorno a New York, ed il cuore di un uomo di 48 anni salvò la vita a Doug Goodwin.

"Sono necessarie molte persone per realizzare una donazione," dice Margaret. "Ogni cosa deve essere al posto giusto: il contatto con ospedali che potrebbero avere anche solo una morte cerebrale all'anno, tutte le analisi necessarie, il coordinamento dei team medici che vengono da diverse parti della Nazione, il sostegno che diamo alle famiglie in stato di shock e molto altro. I potenziali riceventi devono essere trovati e portati in ospedale o, se sono già in ospedale ed in condizioni critiche, devono essere mantenuti sotto ventilazione artificiale per altre ore cruciali."

Considerando la diversità della popolazione di New York, anche ottenere il consenso può presentare insolite problematiche, come per esempio il fatto che il parente più stretto, il cui permesso è necessario per il trapianto, viva dall'altra parte del mondo.

"Dobbiamo metterci in contatto con quelle persone – a volte in Russia, Cina, molto spesso in America Latina. Spesso abbiamo bisogno di un interprete. A volte vengono a sapere che il loro parente è deceduto quando glielo diciamo noi. Per loro, noi siamo solo una voce al telefono. Può essere un'esperienza traumatica per chiunque. Malgrado ciò, anche in condizioni così difficili, molte persone dicono 'sì'. E' straordinario, non è vero?"

Pezze d'Amore: La Coperta
Del Donatore

Dopo nove anni, Maggie Coolican ha posato l'ago da cucito che ha utilizzato per un progetto nato da una lancinante tragedia e che si è trasformato in ispirazione per migliaia di persone in tutto il mondo.

Nel 1983, la figlia minore di Maggie, Katie, sei anni ed apparentemente in perfetta salute, fu improvvisamente e fatalmente colpita da emorragia cerebrale mentre si trovava nel parco giochi della scuola. Nonostante lo stordimento causato dal dolore, Maggie ed il marito Don trovarono la forza e lo spirito per donare i suoi organi e le cornee. Nella morte, Katie Coolican ha salvato delle vite, incluso un bambino di sette anni ed un uomo che era rimasto in dialisi per la durata dell'intera vita di Katie.

Ma Maggie voleva fare di più. Voleva onorare e, in qualche modo, alleviare il dolore delle famiglie come la sua. Così, un giorno, mentre era in macchina facendo quello che faceva normalmente durante i lunghi viaggi – cucire – le venne in mente un'idea: "Perché non chiedere alle famiglie dei donatori di mandare dei pezzi di stoffa per farci una coperta?" Una volta pensata, non riuscì a togliersela dalla mente.

Attraverso la National Kidney Foundation, contattò famiglie di tutta la Nazione. Molte non hanno mai risposto. Alcune pensavano fosse un'idea balzana. Ma un buon numero ne era invece entusiasta, alcune affascinate, e così si gettò a capofitto nell'impresa. Fu di aiuto il fatto che stava seguendo le orme di una lontana e riverita tradizione di mettersi a cucire coperte in patchwork per alleviare il dolore.

Ora, invece di una sola coperta, ce ne sono 32, ognuna composta di 70 quadrati che lei ha unito insieme. Ed insieme rappresentano un tesoro ritrovato fatto dei ricordi più cari di quelle 2240 famiglie.

Ogni riquadro è una distinta storia d'amore e, terribilmente, molti sono di bambini. Uno è parte della copertina di un bimbo, un altro una foto di un bambino con una mazza da baseball in mano. Ci sono pezzi di t-shirt, un piccolo pigiama, un vestitino del battesimo.

Alcuni dei vestiti sono vecchi, richiamando forse decine di occasioni in cui sono stati indossati. Alcuni portano segni di rammendo, prova di piccoli incidenti che altrimenti sarebbero stati a lungo dimenticati e sono ora resi immortali.

Alcune toppe portano coraggiosamente un tocco di umorismo, ma il dolore devastante è sempre ben evidente. Una faccina fa capolino da una pezza, piena di gioia di vivere, ma accompagnata dalla raggelante nota: 1982-1993.

Alcune pezze sono elaborati disegni pieni di immagini, di una canna da pesca, un guantone da baseball, un pallone da football, con nomi, date e a volte una fotografia, come se la famiglia volesse in qualche modo imprimere ogni dettaglio possibile dell'intera vita.

Altre sono rade ed anonime, come a dire 'non abbiamo bisogno di nessun puntello che ci ricordi quanto ci manchi'.

Le coperte fanno il giro di ospedali, scuole e Chiese di tutti gli Stati Uniti, ma viaggiano anche all'estero per eventi speciali, portando un soffio di vita in tetre statistiche mediche, ricordando a coloro che le vedono che dietro ogni donazione c'è una vita che è stata soffocata, ed una famiglia che ha dovuto attraversare un colpo tale da farla vacillare.

L'idea è stata così efficace che le organizzazioni per i trapianti d'organo e le banche dei tessuti hanno adesso le loro coperte locali. Anno dopo anno, queste coperte vengono considerate come uno dei simboli più largamente riconosciuti della donazione di organi e tessuti. Si sono diffuse delle versioni per bambini, cosicché anche loro possano ricordare genitori, fratelli o sorelle, in un modo che possa aiutarli in qualche modo a venire a patti con la morte.

Oggi Maggie ha deciso che, con 14 nipoti, un lavoro a tempo pieno come coordinatrice dei servizi per le famiglie dei donatori ed il continuo coinvolgimento nel Consiglio Nazionale delle Famiglie Donatrici (National Donor Family Council) che ha aiutato a fondare, era tempo di girare questo compito agrodolce a qualcun altro.

"La vita non sarà la stessa senza questa parte," dice. "Quando cucio una pezza mi sento parte di quella vita. Mi chiedo se quel bambino aveva una bicicletta o se a quella bambina piaceva leggere."

E' ancora in soggezione, dice, dalla disponibilità che hanno le persone ad affidare alcune delle loro cose più preziose ad una sconosciuta. "Come si può trattare qualcosa come questo panno in un modo che non sia grande rispetto?"

Il suo ultimo lavoro è stato un quadrato di tale tenero significato che è stata incapace di lavorarci fino all'ultimo: quello di Katie. E' un patch semplice, la faccia di una ragazzina che voleva fare lotta nel fango, il volto di una giovane vita con tutto a cui guardare davanti a sé.

Avrebbe potuto terminare lì, una tragedia senza senso con conseguenze solo per la sua famiglia addolorata. Invece, molte famiglie sono state salvate dalla devastazione e molte altre migliaia sono state rese consapevoli del potere del trapianto. La morte di Katie ha portato anche un'altra cosa: ha ispirato un'indimenticabile opera d'arte.

Il Bambino Che Ha Salvato Migliaia di Vite

La Storia dell'Autore

La notte in cui mio figlio Nicholas, di sette anni, fu colpito, stavamo facendo un gioco in macchina mentre percorrevamo l'arteria principale del sud Italia tra Napoli e la Sicilia. Come al solito, era difficile da battere. Pensai di nuovo ai suggerimenti che mi aveva dato: l'uomo di cui dovevo indovinare l'identità era un eroe, una persona reale ed eravamo stati in luoghi dove aveva vissuto. Non era Americano o Britannico, Francese, Romano o Greco. Alla fine non ebbi scelta. "Rinuncio," gli dissi.

"Bonnie Prince Charlie," disse Nicholas allegramente. "Ma avevi detto che non era Britannico," protestai. "No, io ho detto che non era

Inglese," rispose. Era vero. Era proprio quello che aveva detto. Questa sua ultima vittoria era tipica del modo in cui faceva ogni cosa: sceglieva accuratamente, non barava, e si divertiva un mondo nel farlo. La sua maestra disse che Nicholas era il bambino più altruista che avesse mai conosciuto ed aveva sempre saputo che era lui il suo insegnante.

Presto si addormentò, rannicchiato sul sedile posteriore, accanto alla sorellina, Eleanor, di quattro anni, ed io, guidando accanto a mia moglie Maggie, mi ritrovai probabilmente a pensare, come mi accadeva spesso: "Come si può essere così felici?"

Un'ora più tardi, o qualcosa del genere, ebbi il primo fremito d'ansia. Una macchina, con le luci esterne accese ma buia all'interno, si avvicinò dietro di noi e così rimase per alcuni momenti, cosa insolita in Italia dove le auto generalmente si spostano con ampio anticipo per effettuare il sorpasso. "C'è qualcosa che non va" dissi, per metà a me stesso. Maggie che era leggermente addormentata, si destò velocemente.

Proprio allora l'altra macchina venne avanti e cominciò a sorpassare. Mi rilassai, niente di strano dopo tutto. Ma invece di sorpassare la macchina ci affiancò per alcuni secondi e nella notte udimmo urla forti, arrabbiate e selvagge – le parole erano indistinguibili ma volevano chiaramente che ci fermassimo.

Credetti che se ci fossimo fermati saremmo stati completamente alla loro mercé. Così, invece, accelerai. Anche loro fecero lo stesso. Spinsi la macchina e loro spinsero la loro e le due macchine si ritrovarono affiancate ad altissima velocità attraverso la notte.

Pochi secondi dopo, ogni illusione che potesse trattarsi di una bravata spericolata svanì, con un proiettile che mandò in frantumi il finestrino del lato dove i due bambini stavano dormendo. Maggie si girò per assicurarsi che stessero bene. Entrambi parevano dormire serenamente. Sembrò una benedizione in quel momento. Un secondo o due dopo, anche il finestrino del guidatore esplose e in che modo il proiettile mancò me e Maggie nel sedile anteriore non lo sapremo mai.

Ma ormai cominciammo a distanziare gli assalitori e guardando nello specchietto laterale li vidi sempre più lontani fino a scomparire inghiottiti dalla notte. Venne fuori che avevano scambiato la nostra auto, con la sua targa di Roma, per un'altra che doveva consegnare gioielli ai negozi.

Continuammo ad andare avanti cercando un luogo con luci e persone.

Come capita, c'era stato un incidente sulla strada e sia l'ambulanza sia la polizia erano già sul posto. Fermai la macchina ed uscii. La luce interna si accese, ma Nicholas non si mosse. Guardai più da vicino e vidi la sua lingua leggermente fuori e una traccia di vomito sul mento. Per la prima volta ci rendemmo conto che era accaduto qualcosa di terribile.

Fu messo velocemente nell'ambulanza e, dopo aver risposto alle domande della polizia, lo seguimmo, con quel sentimento di vuoto opprimente che per mesi non ci lasciò mai. Raggiungemmo un piccolo ospedale, nel parcheggio del quale si trovava un'ambulanza e raccolta intorno, in silenzio totale, quella che sembrava essere l'intera équipe ospedaliera.

Sperai contro ogni speranza, che fossero lì per una ragione diversa ma, quando guardai dentro, vidi il volto pallido di Nicholas, sereno e appena lavato, come se fosse stato appena messo a letto. Il capo chirurgo ci spiegò che era ferito troppo gravemente perché potessero operarlo e che sarebbe stato portato in un ospedale più grande a Messina, in Sicilia, per vedere quello che potevano fare. Non ho mai provato un tale vuoto come allora.

Due ore più tardi, al nuovo ospedale, i segni furono sconfortanti dall'inizio. Fummo mandati nel reparto rianimazione e fatti accomodare in una stanza dove, di nuovo, sembrava che tutto il personale medico si fosse riunito e dove erano di nuovo tutti in completo silenzio. Dopo un momento il capo neurologo disse con voce bassa: "La situazione è drammatica" e tutti i barlumi di speranza che erano cresciuti in quelle due ore furono spazzati via. Il proiettile si era conficcato alla base del cervello, ci dissero, il luogo preposto a tutte le funzioni cerebrali, e Nicholas era troppo debole perché potessero operarlo. L'unica speranza era che riacquistasse abbastanza forze perché potessero tentare qualcosa in seguito.

Invece, la sua vita scivolò lentamente via. Nella morte, come nella vita, non era stato di disturbo ad alcuno. Dopo due giorni, tutte le attività cerebrali cessarono e tutti i sogni brillanti di un giovane idealista, che voleva fare cose che il mondo non aveva ancora conosciuto, morirono con lui.

Per un po', Maggie ed io sedemmo in silenzio, tenendoci per mano e provando ad assorbire la ragione di tutto ciò. Mi ricordo che pensai: "Come posso passare il resto della mia vita senza di lui?" Non far più scorrere le mie dita fra i suoi capelli, non sentirgli più dire "Buonanotte papà."

Allora uno di noi – non ricordiamo chi, ma conoscendola sono sicuro che fu Maggie – disse, "Ora che se n'è andato, non dovremmo donare i suoi organi?" L'altro disse "sì" e fu tutto deciso. Era così ovvio: non aveva più bisogno di quel corpo.

Il risultato fu che ci furono sette riceventi, tra cui quattro adolescenti e due giovani genitori di bambini piccoli. Uno, Andrea, era un ragazzo di 15 anni che aveva avuto cinque operazioni al cuore, tutte fallite. A quei tempi poteva a malapena camminare fino alla porta del suo appartamento. Domenica non aveva mai visto con chiarezza il volto della sua bambina. Francesco, sportivo appassionato, non riusciva più a vedere i suoi bambini mentre giocavano. Due degli adolescenti, Anna-Maria e Tino, erano stati attaccati alla macchina per la dialisi per anni, quattro ore al giorno, tre volte a settimana, perdendo l'intera fanciullezza, senza essere mai in grado di allontanarsi da casa e sempre consapevoli che avrebbero potuto non diventare mai adulti. Silvia era una diabetica che stava diventando cieca, era stata più volte in coma e non riusciva a camminare senza aiuto. Infine, c'era una vivace diciannovenne, Maria Pia, che proprio quel giorno era in un coma molto avanzato a causa dei problemi al fegato. Suo fratello era morto di un problema al fegato, anche la madre era morta e la famiglia si stava preparando ad un altro colpo devastante.

In quel silenzioso ospedale di Messina, queste persone erano praticamente statistiche per noi. Ma ora, avendole incontrate e dopo aver visto l'agonia attraverso cui sono passate e sapendo quello che sarebbe accaduto loro, non credo che Maggie ed io saremmo riusciti a guardarci indietro senza un profondo senso di vergogna, se ci fossimo scrollati di dosso i loro problemi come qualcosa che non ci riguardava.

La nostra decisione, comunque, elettrizzò l'Italia. Il Presidente del Consiglio e quello della Repubblica chiesero di incontrarci, fummo fatti tornare a casa con l'aereo presidenziale e, nel profondo della notte in un aeroporto deserto vicino San Francisco, la guardia d'onore che aveva scortato il corpo di Nicholas a casa, con nessuno lì a guardare, insistette per eseguire l'intero cerimoniale dovuto ad un eroe nazionale. Oggi, strade, scuole, piazze, dalle Alpi alla Sicilia e il più grande ospedale Italiano, sono stati intitolati a Nicholas.

Con la copertura mediatica mondiale che ne seguì, persone che a malapena avevano dedicato un pensiero alla materia, divennero coscienti che migliaia di morti erano il risultato ogni anno della mancanza di organi. Sulla sua tomba, un giorno, trovai un bigliettino anonimo, tipico nella sua intensità. Diceva semplicemente: "Caro piccolo Nicholas, ti vogliamo bene. Dio ti benedica nell'eternità, dolce bambino."

Nella sola Italia, il tasso della donazione degli organi è triplicato da quando fu ucciso, cosicché migliaia di persone che altrimenti sarebbero morte oggi sono invece vive. Ovviamente un incremento di tale intensità – nemmeno remotamente avvicinato negli altri Paesi sviluppati – deve avere una varietà di cause, ma appare chiaro che la storia di Nicholas fu un catalizzatore che cambiò l'attitudine di un'intera nazione.

Da allora, tutte le sette persone riceventi hanno iniziato una nuova vita. Basta pensare solo ad una: Maria Pia, che ha recuperato la salute perduta, si è sposata nel pieno del suo essere donna e ha avuto due figli, un maschio ed una femmina – due intere vite che altrimenti non ci sarebbero state. Per quello che si può dire, il fegato di tutti e tre, in una famiglia con una lunga storia di problemi al fegato, funziona perfettamente. E sì, ha chiamato suo figlio Nicholas.

La donazione degli organi, comunque, va oltre persino la chirurgia che salva la vita, ad un altro livello di comprensione. Una giovane donna di Roma ci scrisse questo: "Da quando vostro figlio è morto, il mio cuore batte più forte. E penso che le persone, le persone comuni, possono cambiare il mondo. Quando andate al piccolo cimitero dove riposa, per piacere ditegli questo, 'Loro hanno chiuso i tuoi occhi, ma tu hai aperto i miei.'"